Polyarthrite Rhumatoïde – Guide Kinésithérapie

Sous-titre :

Comprendre la maladie, soulager les douleurs et préserver la mobilité grâce à la kinésithérapie et aux approches naturelles

Table des matières

Introduction

La polyarthrite rhumatoïde… ah, cette fameuse maladie qui ne prévient jamais quand elle décide d'emménager dans vos articulations ! Elle débarque comme une colocataire un peu envahissante : elle s'installe dans vos mains, vos poignets, vos genoux, elle pousse les meubles, met le feu à la synoviale et vous laisse la facture. Pourtant, derrière cette comédie du quotidien se cache une vraie bataille biologique. Le système immunitaire, censé nous protéger, se trompe d'ennemi et s'attaque à ses propres tissus. Résultat : inflammation, douleurs, gonflements, fatigue, et une grande question qui trotte dans la tête du patient comme du kiné : « Comment reprendre le contrôle ? »

Ce livre n'est pas un traité médical soporifique, ni un recueil de recettes miracles. C'est un guide de terrain, écrit par une kinésithérapeute qui a vu, palpé, écouté, massé, encouragé, consolé et surtout compris ce que vivent les personnes atteintes de polyarthrite rhumatoïde. J'ai voulu qu'on en rie un peu, qu'on souffle beaucoup, et surtout qu'on apprenne à bouger mieux. Parce qu'on ne guérit pas la polyarthrite en restant immobile ; on l'apprivoise avec du mouvement intelligent, du bon sens, et parfois une bonne dose d'humour.

Le but est simple : comprendre la maladie pour ne plus la subir. Savoir pourquoi ça fait mal, quand il faut se reposer, comment il faut bouger, ce qu'on peut manger, comment on peut respirer et même penser différemment pour que le corps et l'esprit arrêtent de se faire la guerre. Car oui, dans la polyarthrite, le mental joue autant que les articulations : un genou qui pleure, c'est souvent une tête qui en a plein le dos.

Vous trouverez ici des explications claires, des anecdotes de cabinet, des conseils pratiques et des stratégies que j'ai testées sur le terrain avec mes patients. On parlera de kiné, d'ostéo, de sport doux, de nutrition, de gestion du stress et de toutes ces petites choses qui, mises ensemble, font une grande différence. Et surtout, on gardera à l'esprit une phrase clé : la polyarthrite n'est pas la fin du mouvement, c'est le début d'un apprentissage plus conscient du corps.

Présentation

Je m'appelle Brigitta, kinésithérapeute passionnée, amoureuse du mouvement et de la vie, mais surtout têtue comme une articulation en pleine crise. Depuis plus de vingt ans, je vois passer des épaules grinçantes, des genoux boudeurs et des mains qui se plaignent du matin au soir. J'ai compris une chose essentielle : le corps a toujours quelque chose à dire, mais il faut apprendre sa langue. Et la polyarthrite rhumatoïde, elle, parle fort, très fort !

J'ai décidé d'écrire ce livre parce que trop souvent, les patients repartent du cabinet avec plus de questions que de réponses. On leur parle de traitements, d'anticorps, de biothérapies, mais rarement du quotidien : comment ouvrir un pot de confiture sans pleurer, comment s'habiller sans jurer, comment continuer à rire quand chaque geste rappelle la douleur. Moi, je voulais qu'on parle vrai, qu'on explique la science sans jargon, qu'on redonne au patient sa place d'acteur.

Je n'ai pas la prétention de tout savoir, mais j'ai la conviction que chaque mouvement compte. Mon métier, c'est de remettre les gens debout, parfois au sens propre, parfois au sens moral. C'est aussi de les aider à apprivoiser leur corps, même quand il semble les trahir. Ce livre est né de mes rencontres : des patients courageux, des collègues curieux, des discussions pleines de larmes et de fous rires. Ensemble, nous avons découvert qu'on peut faire beaucoup avec peu, si on fait bien.

Alors, si vous êtes patient, ce livre est pour vous : pour comprendre, respirer, bouger, et retrouver confiance. Si vous êtes kinésithérapeute, il est pour vous aussi : pour vous rappeler pourquoi ce métier est si beau, même quand les journées sont longues et les poignets fatigués. Et si vous êtes simplement curieux, restez, vous verrez : le monde de la polyarthrite est bien plus vivant qu'il n'en a l'air.

Pourquoi ce livre : la souffrance silencieuse des patients PR

La polyarthrite rhumatoïde, c'est un peu la maladie qui s'invite sans prévenir et ne repart jamais sans qu'on la raccompagne fermement. Elle s'installe discrètement, un matin, dans une main un peu raide, un doigt capricieux, un poignet gonflé. Et petit à petit, sans qu'on s'en rende compte, elle prend de la place : dans le corps, dans la tête, dans les habitudes, dans la patience. Mais ce qui est le plus lourd à porter, ce n'est pas toujours la douleur. C'est le silence.

Parce que la polyarthrite ne se voit pas toujours. Les articulations peuvent brûler comme un barbecue intérieur, mais à l'extérieur, tout semble « normal ». Alors les proches disent : « Tu exagères un peu, non ? », ou encore le classique : « Allez, bouge-toi, ça te fera du bien ! » Et le patient, pour éviter d'avoir à se justifier, se tait. Il souffre, mais en sourdine. Il apprend à sourire avec les mains en feu, à travailler avec des poignets gonflés, à s'occuper des enfants entre deux poussées inflammatoires. C'est un combat quotidien mené dans une apparente normalité.

Ce livre existe pour casser ce silence. Pour dire tout haut ce que tant de patients vivent tout bas. Parce que la douleur chronique, la fatigue, la raideur matinale, les réveils difficiles, les nuits blanches et les petites victoires du quotidien méritent d'être racontés, compris et respectés. Trop souvent, on réduit la polyarthrite à des radios et à des taux d'inflammation. Mais la vraie histoire, elle se joue dans les gestes les plus simples : boutonner une chemise, soulever une tasse, écrire un SMS sans lâcher le téléphone.

En tant que kinésithérapeute, j'ai vu cette souffrance silencieuse tous les jours. Des patients qui arrivent en retard parce qu'ils n'arrivaient pas à tourner la clé de la voiture. D'autres qui pleurent parce qu'ils ne peuvent plus tenir la main de leur enfant sans douleur. Et toujours cette même phrase, qui me brise un peu à chaque fois : « On ne me croit pas. » Alors, j'ai voulu qu'ils aient une voix.

Mais attention, ce livre n'est pas un manifeste triste. C'est une main tendue, un clin d'œil, un appel à la compréhension et à l'action. On va y parler de douleur, oui, mais aussi de solutions, de mouvements qui soulagent, de postures qui apaisent, de petits trucs de kiné qui changent la vie. Parce que derrière chaque articulation en colère, il y a une personne qui veut juste retrouver un peu de légèreté, de liberté et de plaisir à bouger.

Si je devais résumer en une phrase : ce livre est né du besoin de faire du bruit pour ceux qui n'en font plus.

Objectif : expliquer, accompagner, redonner espoir

Dans le monde de la polyarthrite, tout le monde parle de traitements, de biothérapies, de bilans sanguins et de protocoles, mais trop peu de gens parlent d'humains. Pourtant, derrière chaque articulation gonflée, il y a une personne qui cherche à comprendre ce qui lui arrive, à rester debout, à ne pas perdre pied. Le premier rôle du soignant, c'est d'expliquer. Pas en latin médical, pas avec des mots qu'on ne retient jamais, mais avec des images simples, vraies et concrètes. Expliquer, c'est déjà soigner.

Quand un patient comprend pourquoi il a mal, il n'est plus seulement victime, il devient acteur. Il n'attend plus la solution comme on attend le bus, il monte dedans. Il sait quand se reposer, quand bouger, il reconnaît les signaux du corps, il ose poser des questions. Et là, quelque chose change : la peur recule. Parce que dans la douleur chronique, la peur fait souvent plus de dégâts que la maladie elle-même.

Ensuite vient le verbe accompagner. Ce mot paraît doux, presque banal, mais c'est un art. Accompagner, ce n'est pas dire « ça va aller » d'un ton pressé, c'est être là, régulièrement, pour écouter, observer, adapter. C'est comprendre que certains jours, le patient avance, et d'autres jours, il recule — et que ce n'est pas un échec, c'est la vie avec une maladie chronique. Le kiné devient alors un guide, un traducteur du corps, parfois un coach, parfois un confident. Et croyez-moi, un bon accompagnement vaut souvent mieux qu'un anti-inflammatoire mal pris.

Enfin, redonner espoir. Voilà le plus beau et le plus difficile. Parce que quand la douleur s'installe depuis des mois, voire des années, l'espoir s'en va en claquant la porte. Il faut le rappeler doucement, par la preuve : un geste réussi, une raideur diminuée, un matin sans douleur, une activité reprise. Ces petites victoires sont nos meilleures ordonnances. L'espoir, ce n'est pas de tout guérir, c'est de se sentir vivant, utile, capable, un peu plus chaque jour.

Ce livre a donc un triple objectif : expliquer ce que la polyarthrite fait réellement au corps, accompagner ceux qui la vivent au quotidien, et redonner l'envie de croire que rien n'est figé. Parce que le mouvement, même minime, est déjà un acte de résistance. Et si on avance ensemble, kiné et patient, il n'y a plus de fatalité : juste un chemin, parfois sinueux, mais toujours possible.

PARTIE I – COMPRENDRE LA POLYARTHRITE RHUMATOÏDE

Chapitre 1 : Qu'est-ce que la polyarthrite rhumatoïde ?

Ah, la polyarthrite rhumatoïde… Rien que le nom fait peur. On imagine déjà un mot de passe compliqué pour entrer dans le club des articulations en colère. En réalité, c'est une maladie sérieuse, mais qu'on peut apprivoiser si on comprend bien son fonctionnement. Parce qu'une fois qu'on sait qui est l'ennemi, on peut enfin cesser de se battre contre soi-même.

La polyarthrite rhumatoïde, qu'on appellera PR pour aller plus vite, c'est une maladie inflammatoire chronique. Traduction : le corps, dans un grand élan d'enthousiasme immunitaire, se met à attaquer… lui-même. Au lieu de combattre les microbes, il s'en prend aux membranes qui tapissent l'intérieur des articulations, la fameuse membrane synoviale. Elle gonfle, s'épaissit, devient irritable, comme un voisin qui fait la fête tous les soirs. Résultat : douleur, raideur, gonflement et fatigue.

Ce n'est pas une maladie de vieux, ni une punition, ni une simple « usure ». C'est un dérèglement du système immunitaire, souvent déclenché par une combinaison de gènes, de stress, d'hormones et parfois de tabac. Bref, un cocktail que personne n'a commandé. Elle touche plus souvent les femmes que les hommes, et peut commencer entre 30 et 60 ans, parfois même avant.

Les articulations les plus souvent touchées sont celles des mains, des poignets et des avant-pieds, mais elle peut aussi s'inviter dans les genoux, les épaules, les coudes et, plus rarement, dans la colonne cervicale. Et le plus agaçant, c'est qu'elle aime la symétrie : si la main droite souffre, la gauche veut faire pareil. Esprit d'équipe, on suppose.

La PR évolue par poussées et accalmies. Il y a des jours où tout va bien, et d'autres où on a l'impression de s'être réveillé dans un corps rouillé. C'est ce caractère imprévisible qui use moralement. Mais la bonne nouvelle, c'est qu'aujourd'hui, grâce aux traitements modernes et à la rééducation adaptée, on peut calmer l'inflammation, protéger les articulations et retrouver une vraie qualité de vie.

Sur le plan anatomique, l'inflammation synoviale produit une sorte de tissu envahissant qu'on appelle le « pannus ». Ce pannus attaque le cartilage et l'os, libère des enzymes destructrices, puis s'étend vers les tendons et ligaments voisins. C'est comme un incendie qui, s'il n'est pas maîtrisé, finit par fragiliser toute la structure. C'est là que la kinésithérapie entre en jeu : entretenir la mobilité, éviter les rétractions, stimuler la nutrition du cartilage par le mouvement, bref, empêcher la rouille de s'installer.

On confond souvent la PR avec l'arthrose. Erreur classique. L'arthrose, c'est une usure mécanique, la PR une inflammation auto-immune. Dans l'arthrose, la douleur apparaît à l'effort et disparaît au repos ; dans la PR, c'est l'inverse. Et surtout, la raideur matinale typique de la PR dure plus de 30 à 60 minutes — le temps d'un petit-déjeuner, d'un café, et parfois d'un juron discret.

Ce qu'il faut retenir, c'est que la PR n'est pas qu'une histoire d'articulations : c'est une maladie systémique, c'est-à-dire qu'elle peut toucher aussi les yeux, la peau, les poumons ou le cœur. D'où l'importance d'un suivi médical complet, d'un dialogue constant entre rhumatologue, kinésithérapeute et patient.

En résumé : la polyarthrite rhumatoïde, c'est une maladie sérieuse, mais pas une condamnation. On peut la stabiliser, vivre avec elle, rire malgré elle, et surtout, bouger intelligemment. Parce que chaque articulation qu'on fait travailler avec douceur est une victoire contre la raideur. Et dans ce combat, l'humour et la persévérance sont souvent nos meilleures biothérapies naturelles.

1.1 Définition médicale

La polyarthrite rhumatoïde, ou PR pour les intimes, est une maladie auto-immune inflammatoire chronique. En clair, c'est une inflammation de la membrane synoviale – cette fine couche qui tapisse l'intérieur de nos articulations – qui décide, du jour au lendemain, qu'elle ne veut plus jouer son rôle tranquillement. Elle s'épaissit, s'irrite, produit trop de liquide, et commence à attaquer ce qu'elle est censée protéger : le cartilage, l'os et les tendons voisins.

Imaginez une petite usine bien organisée, où la synoviale fabrique juste ce qu'il faut de lubrifiant pour que les articulations glissent sans frottement. Un jour, les ouvriers se rebellent, doublent la production, inondent le plancher et commencent à saboter la machinerie. Voilà, vous venez d'assister à une poussée inflammatoire de PR.

Le corps, persuadé qu'il lutte contre un envahisseur, envoie ses troupes immunitaires : lymphocytes, macrophages, cytokines – bref, tout un bataillon chimique – qui déclenchent douleur, chaleur, gonflement et raideur. Ce n'est pas de la fiction : c'est une vraie guerre miniature à l'intérieur d'une articulation de quelques centimètres.

Ce qui rend la PR si particulière, c'est sa persistance. Ce n'est pas une inflammation passagère comme après une entorse ; c'est un feu bas qui couve en permanence, avec des périodes d'accalmie et des flambées imprévisibles. Et comme dans tout conflit prolongé, les dégâts viennent à la longue : le cartilage s'amincit, l'os se creuse, les tendons se fragilisent, et les gestes du quotidien deviennent des défis.

Mais la définition médicale ne s'arrête pas à l'articulation. La PR est une maladie systémique, ce qui signifie qu'elle peut aussi toucher d'autres organes : les yeux, les poumons, le cœur ou les vaisseaux. Autrement dit, c'est une inflammation à plusieurs visages, parfois dissimulée derrière une simple fatigue chronique ou une petite raideur matinale.

Aujourd'hui, grâce aux traitements de fond (DMARDs et biothérapies) et à la rééducation ciblée, on ne parle plus d'une maladie « destructrice » mais « maîtrisable ». Le but n'est plus seulement de calmer la douleur, mais de stopper le processus immunitaire qui l'entretient. Et c'est là que la compréhension devient thérapeutique : quand le patient comprend ce qui se passe dans son corps, il devient capable d'agir, de prévenir, de se protéger.

En résumé, la polyarthrite rhumatoïde, c'est une inflammation têtue qui a choisi la mauvaise cible. Et notre mission, en tant que kinés, c'est de rétablir la paix dans les articulations, avec patience, mouvement, humour et précision.

1.2 Maladie auto-immune

Le corps humain, à la base, est une machine géniale : il sait se défendre, réparer, s'adapter. Mais parfois, il se trompe de cible. C'est comme un agent de sécurité trop zélé qui, au lieu de chasser les intrus, se met à frapper sur les collègues. Voilà, vous venez de comprendre le principe d'une maladie auto-immune.

Dans la polyarthrite rhumatoïde, le système immunitaire – censé nous protéger – perd le nord. Il confond la membrane synoviale, une amie fidèle, avec un ennemi à abattre. Résultat : il envoie ses soldats, les lymphocytes T et B, qui déclenchent une véritable guerre de tranchées dans les articulations. Ces cellules libèrent des armes chimiques (cytokines, interleukines, TNF-alpha) qui entretiennent l'inflammation, attirent d'autres cellules, et finissent par provoquer des dégâts structurels.

Ce dérèglement ne vient pas de nulle part. Il existe souvent une prédisposition génétique – certains gènes « HLA » aiment jouer avec le feu – combinée à des facteurs environnementaux comme le stress, le tabac, certaines infections ou même un déséquilibre du microbiote intestinal. Autrement dit, c'est un cocktail explosif entre ce qu'on a hérité et ce qu'on a vécu.

Mais attention, « auto-immune » ne veut pas dire « incurable ». Cela signifie simplement que le corps se trompe momentanément de cible. Et notre rôle, grâce aux traitements médicaux et à la rééducation adaptée, c'est de le rééduquer, un peu comme un GPS qu'on remet sur le bon chemin. Avec les biothérapies modernes, on sait aujourd'hui calmer ces réactions excessives, parfois jusqu'à obtenir une rémission complète.

Pour le kinésithérapeute, comprendre ce mécanisme, c'est essentiel : cela explique pourquoi le patient peut avoir des douleurs diffuses, des poussées imprévisibles, une fatigue qui ne correspond pas toujours à l'activité physique. Ce n'est pas du « cinéma », c'est de la physiologie. La PR, c'est le corps qui se bat contre lui-même, et ce combat, même silencieux, épuise.

Et c'est là qu'intervient la rééducation : ramener du calme, de la fluidité, du mouvement intelligent dans un système en tension permanente. En d'autres termes, pendant que les médicaments apaisent l'inflammation, le kiné réapprend au corps à vivre sans peur du mouvement.

En résumé, une maladie auto-immune, c'est le système immunitaire qui perd la boussole, la kiné qui lui rend le sens de l'orientation, et le patient qui retrouve peu à peu la confiance de bouger sans se sentir en guerre avec lui-même.

1.3 Différences avec l'arthrose

On confond souvent la polyarthrite rhumatoïde avec l'arthrose, un peu comme on confond un incendie avec une panne de courant : dans les deux cas, ça ne fonctionne plus très bien, mais la cause n'a rien à voir.

L'arthrose, c'est une maladie mécanique, une usure progressive du cartilage liée à l'âge, à la surcharge ou à la répétition de certains gestes. Le cartilage s'amincit doucement, les os frottent un peu plus, et la douleur apparaît surtout à l'effort. Typiquement, le matin ça va, et c'est le soir que ça coince. La raideur matinale est courte, quelques minutes, juste le temps de dérouiller la machine.

La polyarthrite rhumatoïde, au contraire, est une maladie inflammatoire. Ici, le problème n'est pas l'usure, mais l'attaque. Le système immunitaire déclare la guerre à la membrane synoviale et transforme une articulation paisible en zone de combat. La douleur est souvent plus intense au repos, la nuit ou au réveil, et la raideur matinale dure parfois plus d'une heure. C'est ce fameux moment où le patient se sent « rouillé de l'intérieur », même avant d'avoir bougé un orteil.

Autre différence : l'arthrose aime la dissymétrie. Un genou, une hanche, un pouce peuvent souffrir, pendant que l'autre côté reste tranquille. La PR, elle, adore la symétrie. Si la main droite pleure, la gauche veut participer. Si le poignet gonfle, l'autre s'y met aussi. C'est un peu comme si la maladie avait le sens de la justice — ou du moins de l'équilibre.

Au niveau des articulations, l'arthrose préfère les grosses : genoux, hanches, colonne lombaire. La PR, elle, s'attaque volontiers aux petites : doigts, poignets, avant-pieds. Et pendant que l'arthrose provoque surtout des douleurs mécaniques (le fameux « ça me lance quand je monte les escaliers »), la PR s'accompagne souvent de signes généraux : fatigue, perte d'énergie, petite fièvre, parfois même perte de poids.

Enfin, dans l'arthrose, on peut observer des excroissances osseuses (les fameux nodules d'Heberden), tandis que dans la PR, les articulations peuvent se déformer par glissement des tendons et destruction du cartilage, créant ces doigts en col de cygne ou en boutonnière que tout kiné redoute mais sait prévenir.

1.4 Les articulations concernées

La polyarthrite rhumatoïde a ses petites préférences. Elle ne s'attaque pas à n'importe quelle articulation : elle choisit ses cibles avec méthode, comme un cambrioleur qui connaît le plan de la maison. Ses endroits favoris ? Les petites articulations des mains, des poignets et des avant-pieds. C'est là qu'elle aime semer la pagaille.

Tout commence souvent par une gêne dans les doigts : les métacarpo-phalangiennes (à la base des doigts) et les interphalangiennes proximales (celles du milieu) gonflent, chauffent, deviennent raides. Le patient dit : « J'ai l'impression de porter des gants trop serrés. » La pince entre le pouce et l'index devient douloureuse, les gestes fins se compliquent — ouvrir un bocal, boutonner une chemise, écrire quelques lignes deviennent des exploits dignes d'une médaille d'or.

Les poignets ne sont pas en reste : ils enflent, perdent leur mobilité, et c'est tout le membre supérieur qui trinque. L'écriture change, le travail manuel devient difficile, et parfois le patient dit : « J'ai la main de quelqu'un d'autre. » Cette phrase, les kinés l'entendent souvent. Elle traduit la perte de confiance dans le geste, ce sentiment d'être trahi par son propre corps.

Les avant-pieds sont également de grands classiques : les métatarso-phalangiennes (à la base des orteils) gonflent, provoquant une marche douloureuse, comme si chaque pas écrasait un caillou invisible. Les patients changent de chaussures, puis de marche, puis finissent par changer leurs habitudes de vie. D'où l'importance de repérer et traiter tôt pour éviter les déformations et préserver la fonction.

Les genoux, coudes, épaules et chevilles peuvent aussi être touchés, surtout si la maladie évolue sans contrôle. Chaque articulation réagit différemment : certaines gonflent, d'autres deviennent simplement raides ou douloureuses à la pression. Et puis, il y a les cas plus discrets, comme l'atteinte cervicale haute — celle qui se cache mais peut avoir des conséquences sérieuses si elle n'est pas surveillée.

La hanche, quant à elle, est souvent épargnée au début ; elle se joint à la fête plus tard, parfois après des années. Ce détail a son importance : il aide à différencier la PR d'autres pathologies plus mécaniques.

Ce qu'il faut retenir, c'est que la PR aime la symétrie : si le poignet droit souffre, le gauche ne veut pas être oublié. Elle est fidèle à ce principe presque artistique d'équilibre bilatéral, ce qui donne au kinésithérapeute un repère diagnostic précieux.

Et quand on comprend quelles articulations sont concernées, on comprend aussi pourquoi le kiné est si important : parce que chaque zone doit être entretenue, protégée, mobilisée avec soin. L'idée n'est pas de forcer, mais d'empêcher l'enraidissement de s'installer. En kinésithérapie, on dit souvent : « Ce qu'on ne fait plus bouger, on finit par le perdre. » Dans la polyarthrite, cette phrase devient une règle d'or.

1.5 Physiopathologie simple

Physiopathologie simple

Dans la polyarthrite rhumatoïde, tout commence dans la membrane synoviale, ce petit tissu qui tapisse l'intérieur de l'articulation et permet normalement aux surfaces de glisser sans frottement. Un jour, elle s'enflamme, s'épaissit, se remplit de cellules immunitaires et produit trop de liquide. L'articulation gonfle, chauffe, devient douloureuse, comme si elle bouillait de l'intérieur. Peu à peu, cette inflammation forme un tissu anormal qu'on appelle le pannus, une sorte de voile épais qui envahit l'articulation et s'attaque au cartilage, puis à l'os voisin. C'est un peu comme une mousse qui se propage lentement mais sûrement, grignotant tout sur son passage.

Les enzymes libérées par cette inflammation rongent les structures de soutien, fragilisent les tendons et les ligaments, tandis que les muscles autour, par réflexe, se contractent moins, perdent de la force et de la tonicité. Le cercle vicieux s'installe : la douleur entraîne la raideur, la raideur aggrave la douleur, et le mouvement devient redouté alors qu'il est justement ce qui pourrait apaiser.

La physiopathologie de la PR, c'est donc une bataille entre destruction et adaptation. Le corps tente de se défendre, parfois maladroitement, et le rôle du kinésithérapeute est d'intervenir à ce moment-là : entretenir la mobilité, prévenir les rétractions, nourrir le cartilage par le mouvement doux, rééduquer les gestes pour restaurer la confiance. Même si l'inflammation existe, chaque articulation qu'on mobilise avec respect retrouve un peu de liberté, et chaque mouvement bien conduit rappelle au corps qu'il peut encore coopérer.

1.6 Évolution chronique

La polyarthrite rhumatoïde est une maladie tenace, du genre à s'installer sans prévenir et à s'accrocher. Elle évolue par poussées et accalmies, un peu comme une météo capricieuse : il y a des jours clairs où tout semble sous contrôle, et d'autres où le corps se réveille en tempête. L'inflammation revient, les articulations gonflent, la fatigue s'impose, et tout devient plus lent. Puis, sans qu'on comprenne toujours pourquoi, la vague redescend et un mieux-être s'installe.

Au fil du temps, si la maladie n'est pas bien contrôlée, l'inflammation répétée finit par abîmer les structures. Les articulations se déforment, perdent de la stabilité, les muscles s'affaiblissent, la fonction se réduit. Mais aujourd'hui, avec les traitements modernes et la rééducation régulière, cette évolution peut être largement freinée, parfois même stoppée. Beaucoup de patients vivent désormais avec une maladie presque silencieuse, sans douleurs majeures, capables de bouger, de travailler, de faire du sport.

Ce qu'il faut comprendre, c'est que la PR ne suit pas une ligne droite : elle avance, recule, se calme, repart. C'est une maladie vivante, imprévisible, qui demande de la patience et de la stratégie. Le kiné devient ici un repère stable dans un corps qui change tout le temps. Son rôle est d'aider le patient à s'adapter à chaque phase, à garder la mobilité quand tout va bien, à préserver ce qui reste fonctionnel pendant les poussées, à redonner confiance dès que la douleur baisse.

Vivre avec une PR, ce n'est pas attendre qu'elle passe, c'est apprendre à la gérer. Chaque période d'accalmie est une occasion de progresser, chaque poussée un signal à écouter. L'objectif n'est plus de tout contrôler, mais de continuer à avancer malgré elle, avec intelligence, souplesse et bienveillance envers son propre corps.

1.7 Formes débutantes et avancées

La polyarthrite rhumatoïde ne se montre pas tout de suite sous son vrai visage. Au début, elle avance à pas feutrés : un doigt qui coince le matin, un poignet qui tire, une fatigue un peu trop lourde pour une simple journée de travail. Le patient parle de douleurs diffuses, de raideurs matinales qui s'étirent au-delà d'une demi-heure, de gonflements qui vont et viennent sans raison. Ces signes discrets sont souvent pris pour de la fatigue, du stress ou du surmenage, alors qu'ils marquent déjà le début d'un dérèglement inflammatoire. C'est la phase la plus piégeuse, celle où tout semble supportable mais où le temps joue contre les articulations.

Quand la maladie progresse sans traitement adapté, les articulations commencent à se déformer. Les doigts se dévient vers l'extérieur, formant la fameuse main en col de cygne ou en boutonnière, les poignets perdent leur alignement, les avant-pieds s'affaissent. Les tendons s'étirent, les ligaments se relâchent, les gestes perdent leur précision. Le corps essaie de compenser, mais chaque mouvement devient un effort calculé. À ce stade, la douleur n'est plus le seul problème : la perte de fonction, la lenteur et la peur du mouvement prennent le dessus.

Mais il faut le dire clairement : ces formes avancées ne sont plus une fatalité. Grâce aux traitements précoces, à la biothérapie et à la kinésithérapie bien conduite, beaucoup de patients restent aujourd'hui dans la forme débutante, parfois même en rémission. Ce qui fait la différence, c'est la rapidité du diagnostic et la constance du suivi.

Le rôle du kiné est alors déterminant : dans les formes débutantes, il entretient la mobilité, renforce la musculature, éduque aux gestes qui protègent les articulations. Dans les formes avancées, il adapte, il soulage, il redonne confiance à travers des exercices doux, des mobilisations prudentes, et un accompagnement moral souvent aussi précieux que la technique.

La PR a plusieurs visages, mais un point commun : elle demande qu'on l'écoute. Plus on agit tôt, plus on garde le contrôle, et même dans les formes plus sévères, le mouvement reste possible. Il suffit de savoir le doser, de respecter les limites du jour et de célébrer chaque progrès, aussi petit soit-il.

1.8 Fréquence et population touchée

La polyarthrite rhumatoïde n'est pas une rareté médicale, loin de là. Elle concerne environ 0,5 à 1 % de la population, ce qui veut dire qu'en France, plusieurs centaines de milliers de personnes vivent avec elle, souvent sans qu'on le sache. C'est une maladie qui aime la discrétion : pas de fièvre spectaculaire, pas de plâtre visible, juste des articulations douloureuses, une fatigue profonde et un quotidien qui se complique.

Elle touche surtout les femmes, trois fois plus que les hommes, probablement à cause des influences hormonales et de certains gènes plus actifs chez elles. La PR aime se manifester entre 30 et 60 ans, c'est-à-dire au moment de la vie où on court partout, entre le travail, la famille et les obligations. Autant dire qu'elle ne choisit jamais son moment. Mais elle peut aussi débuter plus tôt, chez des adultes jeunes, voire plus tardivement, après 70 ans.

Certaines habitudes augmentent le risque : le tabac est l'un des principaux déclencheurs identifiés, car il favorise l'activation anormale du système immunitaire. D'autres facteurs, comme le stress chronique, les infections à répétition, ou un déséquilibre intestinal, semblent aussi jouer un rôle dans le déclenchement ou l'entretien de l'inflammation.

Il existe également une prédisposition génétique. Certaines personnes portent des gènes dits HLA-DR4 ou HLA-DR1, qui augmentent la probabilité de développer la maladie, surtout si elles fument ou vivent dans un contexte de stress prolongé. Autrement dit, la PR est le résultat d'une alliance malheureuse entre terrain, environnement et mode de vie.

La bonne nouvelle, c'est que la médecine connaît de mieux en mieux ces facteurs, ce qui permet de dépister plus tôt et d'agir avant que les lésions ne s'installent. Et plus le traitement commence tôt, plus le pronostic est favorable. Aujourd'hui, beaucoup de patients atteints de PR mènent une vie active, travaillent, voyagent, font du sport, à condition d'être bien suivis et bien accompagnés.

La polyarthrite rhumatoïde n'a donc pas de « profil type », mais elle a une constante : elle aime surprendre. Elle peut toucher n'importe qui, à n'importe quel moment, mais elle se laisse apprivoiser quand on la reconnaît tôt et qu'on la prend au sérieux.

1.9 Idées reçues

La polyarthrite rhumatoïde traîne derrière elle une collection impressionnante d'idées fausses, un peu comme une mauvaise réputation qu'elle n'a pas vraiment méritée. La première, et la plus tenace, c'est celle-ci : *« C'est une maladie de vieux. »* Faux. Elle aime au contraire s'inviter chez des adultes en pleine activité, parfois même avant quarante ans. C'est justement cette précocité qui la rend si déstabilisante : on ne s'y attend pas, et on met souvent du temps à comprendre ce qui se passe.

Deuxième idée reçue : *« C'est une usure du cartilage, comme l'arthrose. »* Pas du tout. L'arthrose, c'est la pièce qui s'use ; la polyarthrite, c'est la pièce qu'on attaque. Ce n'est pas une question de frottement, mais d'inflammation. Le corps, persuadé de se défendre, détruit son propre cartilage comme s'il s'agissait d'un ennemi.

Troisième idée reçue, celle que les kinés entendent chaque semaine : *« Quand j'ai mal, je dois arrêter de bouger. »* Non, mille fois non. Dans la polyarthrite, l'immobilité est l'ennemie. Bien sûr, on ne bouge pas n'importe comment pendant une poussée, mais le mouvement doux, contrôlé et régulier, nourrit les articulations, entretient la force musculaire et freine la raideur. Rester immobile, c'est offrir la victoire à la maladie.

Autre cliché : *« La douleur, c'est forcément un signe d'aggravation. »* Pas toujours. Il y a des douleurs de poussée inflammatoire, mais aussi des douleurs de déconditionnement, de tension musculaire, de peur du mouvement. Le corps a plusieurs façons de dire qu'il n'est pas bien, et toutes ne traduisent pas une lésion nouvelle. D'où l'importance d'un suivi régulier, pour apprendre à distinguer les messages du corps au lieu de les subir.

Et puis il y a ceux qui disent : *« C'est dans la tête. »* Celle-là mérite presque un prix d'audace. Oui, la polyarthrite fatigue le moral, oui, le stress peut influencer les douleurs, mais non, ce n'est pas psychologique. C'est une vraie maladie inflammatoire, visible au microscope, mesurable dans le sang, confirmée par l'imagerie. Le mental joue sur la perception, pas sur l'existence de la maladie.

Enfin, beaucoup pensent encore qu'une fois la polyarthrite déclarée, tout est perdu. C'était vrai il y a trente ans. Aujourd'hui, les traitements de fond, les biothérapies et la rééducation permettent de stabiliser la maladie, parfois même d'obtenir une rémission durable. On ne guérit pas toujours, mais on peut vivre pleinement, bouger, travailler, voyager et rire, même avec une PR.

En résumé, la polyarthrite n'est pas une fatalité, ce n'est pas une maladie de vieux, et ce n'est surtout pas une raison de renoncer à bouger. C'est une adversaire exigeante, mais qu'on peut apprivoiser avec de la connaissance, de la patience et un bon kiné à ses côtés.

1.10 Importance d'un diagnostic précoce

Dans la polyarthrite rhumatoïde, le temps est un facteur clé. Chaque mois qui passe sans diagnostic clair ni traitement adapté laisse à l'inflammation la possibilité d'abîmer les articulations. Au début, les signes sont discrets : une raideur matinale qui s'étire, des doigts un peu gonflés, une fatigue étrange, des douleurs qui changent de place. Beaucoup de patients attendent, pensant que « ça va passer », ou consultent pour des douleurs mécaniques banales. Pourtant, c'est à ce moment-là qu'il faut agir.

Un diagnostic précoce, c'est la chance de stopper la maladie avant qu'elle ne laisse des séquelles. Car la PR ne détruit pas les articulations du jour au lendemain, elle le fait lentement, sournoisement, poussée après poussée. Plus tôt on la repère, plus on peut calmer l'inflammation et éviter ces destructions irréversibles. Aujourd'hui, les traitements de fond et les biothérapies sont d'autant plus efficaces qu'ils sont instaurés tôt.

Le rôle du kinésithérapeute est aussi capital dès les premiers stades. Il observe, il écoute, il repère les signes d'alerte : gonflement, raideur prolongée, perte de mobilité symétrique, fatigue inhabituelle. Il oriente le patient vers le rhumatologue, initie une rééducation douce pour préserver les amplitudes, et rassure sur le fait que tout n'est pas perdu. Le corps, bien pris en charge dès le départ, peut retrouver un équilibre durable.

Trop souvent, les patients arrivent après des années d'errance diagnostique, avec des articulations déjà déformées et une confiance en eux ébranlée. Ce livre veut dire haut et fort que cette époque doit appartenir au passé. La polyarthrite détectée tôt n'est pas une condamnation, c'est une alerte à écouter. Avec le bon diagnostic, le bon traitement et une rééducation régulière, on peut vivre avec la maladie sans qu'elle prenne toute la place.

Agir tôt, c'est préserver le mouvement, la force, la liberté et, surtout, l'espoir.

Chapitre 2 : Les causes et les facteurs de risque

2.1 Facteurs génétiques

La polyarthrite rhumatoïde n'arrive jamais par hasard, mais elle n'est pas non plus une fatalité inscrite dans l'ADN. Disons que certaines personnes ont une « clé » biologique qui ouvre plus facilement la porte à la maladie, surtout si l'environnement s'en mêle. Ces clés, ce sont les gènes de susceptibilité, notamment ceux du système HLA, comme HLA-DR4 ou HLA-DR1. Ils jouent un rôle dans la reconnaissance du soi et du non-soi, un peu comme un service de sécurité cellulaire. Le problème, c'est que chez certaines personnes, ce service fait du zèle et se trompe de cible : il prend les tissus articulaires pour des intrus et déclenche une réaction de défense disproportionnée.

Avoir ces gènes ne signifie pas qu'on développera forcément la maladie, mais cela augmente la probabilité, surtout si d'autres facteurs viennent ajouter de l'huile sur le feu. C'est un peu comme être né avec une allumette dans la poche : tant qu'on ne la gratte pas, il ne se passe rien.

Les études ont montré que les familles de patients atteints de polyarthrite rhumatoïde présentent un risque légèrement plus élevé, mais cela reste un risque relatif, pas une certitude. On ne « transmet » donc pas la maladie directement, on transmet simplement une sensibilité, une manière particulière pour le système immunitaire de réagir.

Ce terrain génétique peut aussi influencer la forme de la maladie et sa sévérité. Certaines combinaisons de gènes HLA sont associées à des polyarthrites plus agressives, d'autres à des formes plus lentes. C'est une des raisons pour lesquelles deux patients atteints de PR peuvent vivre des parcours complètement différents.

Comprendre cette composante génétique, c'est déjà apprendre à se déculpabiliser : la polyarthrite n'est pas le résultat d'une faute ou d'un mode de vie. C'est une prédisposition sur laquelle la vie, les hormones, le stress, parfois le tabac, viennent appuyer. Et c'est aussi une invitation à la vigilance : lorsqu'un membre de la famille est touché, il devient essentiel de surveiller les premiers signes chez les autres, non pas pour s'angoisser, mais pour agir vite si nécessaire.

Les gènes posent le décor, mais ce n'est pas eux qui écrivent toute l'histoire. Le scénario dépendra surtout de ce que l'on met autour : notre mode de vie, notre environnement et notre manière de prendre soin de ce corps qui, parfois, a juste besoin qu'on lui réapprenne à se faire confiance.

2.2 Déséquilibre immunitaire

Si les gènes posent le décor, c'est le système immunitaire qui joue le rôle principal, et dans la polyarthrite rhumatoïde, il oublie complètement son texte. Normalement, ce système est notre meilleur allié : il protège le corps, repère les virus, élimine les bactéries et garde la paix intérieure. Mais dans la PR, il se trompe de cible et déclare la guerre à ses propres tissus, notamment à la membrane synoviale.

Tout commence par une erreur d'identification. Des cellules immunitaires, en particulier les lymphocytes T et B, confondent des fragments normaux de la membrane avec des éléments étrangers. Elles s'activent, recrutent des renforts et déclenchent une réaction inflammatoire locale. Ces cellules libèrent des substances appelées cytokines (comme le TNF-alpha, l'interleukine-1 ou l'interleukine-6) qui entretiennent le feu. Résultat : l'articulation chauffe, gonfle et souffre.

Ce déséquilibre est un peu comme une alarme qui se met à sonner sans raison et refuse de s'éteindre. Le système immunitaire devient hypersensible, il interprète chaque signal comme une menace, et il finit par épuiser l'organisme. La fatigue chronique, très fréquente dans la PR, vient aussi de cette inflammation permanente : le corps se bat jour et nuit, même quand il n'y a pas d'ennemi.

Le désordre immunitaire s'installe dans un cercle vicieux : plus le système réagit, plus il endommage les tissus, et plus les tissus abîmés envoient de nouveaux signaux de détresse. C'est une guerre sans vainqueur, où le corps finit par se blesser lui-même.

Le rôle des traitements est justement de casser cette boucle. Les médicaments de fond et les biothérapies visent à calmer ces réactions excessives, à rééduquer le système immunitaire, à lui rappeler qu'il n'a pas besoin de tirer sur tout ce qui bouge. Et pendant que la médecine apaise l'inflammation, la rééducation aide le corps à retrouver un fonctionnement plus harmonieux.

Pour le kinésithérapeute, comprendre ce déséquilibre, c'est comprendre le patient. Les douleurs ne sont pas toujours proportionnelles à l'effort, la fatigue n'est pas liée au manque de sommeil, et certaines raideurs apparaissent sans raison mécanique. Le corps réagit à une guerre interne invisible. Notre rôle est alors de l'aider à retrouver le calme, la mobilité et la confiance, par le mouvement, la respiration et la douceur.

La polyarthrite, ce n'est pas un corps faible, c'est un corps en confusion. Et chaque séance de kiné devient une façon de lui rappeler la bonne direction : celle du mouvement juste, contrôlé, apaisant.

2.3 Facteurs hormonaux

Les hormones, ces petites messagères invisibles qui gèrent tout sans qu'on s'en rende compte — du sommeil à l'humeur en passant par le cycle menstruel — jouent aussi un rôle clé dans la polyarthrite rhumatoïde. Et comme souvent, quand le système hormonal se dérègle, il entraîne avec lui tout un orchestre de réactions.

On sait depuis longtemps que la PR touche bien plus souvent les femmes que les hommes, environ trois fois plus. Ce n'est pas un hasard : les variations hormonales féminines influencent directement l'immunité. Les œstrogènes, par exemple, ont tendance à stimuler certaines réponses immunitaires. Résultat : un système immunitaire plus vigilant, mais parfois trop. C'est un peu comme un gardien de nuit qui veut trop bien faire et finit par suspecter tout le monde.

Beaucoup de femmes décrivent l'apparition ou l'aggravation de leurs symptômes après une grossesse, une période de stress intense ou la ménopause — trois moments où les hormones jouent au yoyo. Pendant la grossesse, au contraire, la maladie se calme souvent, car le système immunitaire se met volontairement en mode « tolérance » pour protéger le bébé. Mais après l'accouchement, il se réveille brusquement, un peu comme s'il reprenait les dossiers laissés en suspens.

Chez l'homme aussi, les hormones ont leur importance, même si c'est moins marqué. Une baisse de testostérone, qui a un effet anti-inflammatoire naturel, pourrait favoriser une inflammation plus forte.

Ces influences hormonales expliquent pourquoi la maladie n'évolue pas de la même façon chez tous les patients. Les variations de cycle, la grossesse, la contraception ou la ménopause peuvent modifier l'intensité des symptômes. D'où l'importance pour les femmes atteintes de PR d'avoir un suivi adapté et coordonné entre le rhumatologue, le gynécologue et le kinésithérapeute.

Pour le kiné, connaître ces variations permet de comprendre les fluctuations d'énergie et de douleur. Il ne s'agit pas d'inconstance ou de manque de motivation, mais d'un vrai dialogue entre les hormones et l'inflammation. Certaines semaines, le corps coopère ; d'autres, il résiste. Le secret, c'est d'adapter sans culpabiliser, de respecter le rythme hormonal tout en entretenant la mobilité.

En résumé, les hormones ne sont pas les coupables, mais elles participent au scénario. Elles expliquent pourquoi la PR a parfois des hauts et des bas si difficiles à prévoir. Et si elles peuvent semer le désordre, elles peuvent aussi devenir des alliées, à condition qu'on les écoute et qu'on apprenne à travailler avec elles plutôt que contre elles.

2.4 Tabac et mode de vie

S'il y a un ennemi numéro un dans la polyarthrite rhumatoïde, c'est bien le tabac. C'est le plus grand provocateur du système immunitaire, le chef d'orchestre du chaos cellulaire. Fumer, c'est comme envoyer un SMS permanent à son système immunitaire pour lui dire : « attaque ! » Et malheureusement, il obéit.

Le tabac ne se contente pas d'irriter les poumons. Il modifie la façon dont le corps reconnaît ses propres protéines. Dans la bouche et les voies respiratoires, il crée des micro-inflammations qui transforment certaines protéines normales en versions altérées, que le système immunitaire prend pour des intrus. C'est à ce moment-là que la guerre auto-immune peut commencer. Ce mécanisme est d'autant plus redoutable chez les personnes génétiquement prédisposées : quand les gènes et la cigarette se rencontrent, la maladie a le champ libre.

Mais le tabac ne s'arrête pas là. Il aggrave aussi les formes existantes : les poussées sont plus fréquentes, les douleurs plus intenses, les traitements de fond moins efficaces. Fumer avec une PR, c'est comme jeter de l'essence sur un feu qu'on essaie d'éteindre avec un verre d'eau. Arrêter de fumer est donc un véritable traitement à part entière. Les études montrent qu'après quelques mois d'arrêt, l'inflammation baisse, la fatigue diminue et les médicaments agissent mieux.

Le mode de vie, lui aussi, joue un rôle immense. Le stress chronique, la sédentarité, le manque de sommeil et une alimentation trop riche en sucres et graisses saturées entretiennent le terrain inflammatoire. Le corps finit par fonctionner en mode alarme permanente. À l'inverse, bouger, respirer, dormir correctement, manger varié et équilibré, favorisent un équilibre immunitaire plus stable. Le mouvement régulier, même doux, améliore la circulation, nourrit les articulations et diminue la production de cytokines pro-inflammatoires.

Le kinésithérapeute le voit chaque jour : les patients qui changent leur mode de vie, même un peu, vont mieux. Une marche quotidienne, un repas moins inflammatoire, dix minutes de respiration ou d'étirement par jour — tout cela compte. Ce n'est pas spectaculaire, mais c'est constant. Et dans la PR, la constance fait toute la différence.

Le tabac et le mode de vie ne déclenchent pas seuls la maladie, mais ils peuvent l'allumer ou l'apaiser. À chacun de choisir quel feu il veut entretenir : celui de la cigarette ou celui du mouvement.

2.5 Infections et environnement

Depuis quelques années, la recherche a montré que certaines infections et facteurs environnementaux peuvent jouer un rôle dans le déclenchement de la polyarthrite rhumatoïde. Rien de magique ni de mystérieux là-dedans : le système immunitaire, constamment en alerte, peut parfois réagir de manière excessive à des microbes banals et ne plus réussir à faire la différence entre l'ennemi et lui-même.

Certaines bactéries présentes dans la bouche, notamment celles impliquées dans les maladies parodontales, ont été pointées du doigt. Elles modifient la structure de certaines protéines, créant des « faux antigènes » que le système immunitaire confond avec des menaces. Cette réaction croisée pourrait expliquer pourquoi l'hygiène bucco-dentaire influence l'évolution de la maladie. Autrement dit, un brossage soigné et des visites régulières chez le dentiste ne servent pas qu'à avoir un joli sourire : ils participent aussi à la prévention des poussées.

D'autres pistes évoquent des infections respiratoires, digestives ou virales comme déclencheurs possibles, sans qu'on puisse parler de cause directe. Le corps garde parfois en mémoire certaines réponses immunitaires et les réactive à tort, comme s'il rejouait un vieux film de défense dont il aurait oublié la fin.

L'environnement dans lequel on vit joue également un rôle discret mais constant. L'exposition prolongée à certains polluants, solvants, métaux lourds ou particules fines peut entretenir un état inflammatoire de fond. Ces substances perturbent le système immunitaire, irritent les muqueuses et augmentent la production de radicaux libres. On comprend mieux pourquoi la PR est plus fréquente dans les zones urbaines et industrielles que dans les campagnes ventilées.

L'alimentation et le microbiote intestinal, eux aussi, entrent dans la danse. Un déséquilibre du microbiote — ces milliards de bactéries qui peuplent notre intestin — peut fragiliser la barrière intestinale et laisser passer des molécules inflammatoires dans le sang. C'est un peu comme si le système immunitaire recevait des signaux brouillés en permanence.

Pour le kinésithérapeute, comprendre cette dimension environnementale, c'est aller au-delà de la simple articulation. C'est rappeler au patient que tout le corps communique, que l'inflammation n'est pas isolée, et qu'une prise en charge globale — hygiène, respiration, mouvement, alimentation, détente — participe directement à la stabilité de la maladie.

On ne peut pas changer l'air qu'on respire, mais on peut changer la manière dont le corps y réagit. En calmant le stress, en respirant mieux, en bougeant plus et en entretenant une bonne hygiène de vie, on aide le système immunitaire à se souvenir de sa mission première : protéger sans attaquer.

2.6 Alimentation inflammatoire

L'alimentation influence directement l'activité inflammatoire et la tolérance articulaire chez les patients atteints de polyarthrite rhumatoïde. Une alimentation déséquilibrée, riche en sucres raffinés, graisses saturées et produits ultra-transformés, favorise la libération de cytokines pro-inflammatoires (IL-6, TNF-α) et l'activation persistante du système immunitaire. À l'inverse, un régime équilibré, riche en acides gras polyinsaturés et antioxydants, contribue à moduler la réponse inflammatoire.

Les **aliments pro-inflammatoires** sont principalement :
– les viandes rouges et charcuteries riches en graisses saturées ;
– les huiles hydrogénées et produits frits ;
– les sucres rapides (pâtisseries, boissons sucrées, céréales raffinées) ;
– les produits laitiers entiers en excès ;
– les aliments contenant des additifs, colorants ou conservateurs artificiels.

Les **aliments anti-inflammatoires** incluent :
– les poissons gras (saumon, maquereau, sardine) riches en oméga-3 ;
– les huiles végétales de colza, de noix et de lin ;
– les fruits et légumes colorés apportant vitamines C, E et polyphénols ;
– les légumineuses, graines et fruits secs non salés ;
– les céréales complètes et les fibres végétales ;
– les épices anti-inflammatoires naturelles comme le curcuma, le gingembre et l'ail.

L'équilibre acido-basique joue également un rôle : une alimentation trop acidifiante (viande, sucre, café, alcool) peut aggraver les douleurs articulaires, tandis qu'une alimentation riche en végétaux, en particulier les légumes verts, améliore la récupération musculaire et la tolérance à l'effort.

Une hydratation suffisante (1,5 à 2 litres par jour) est indispensable pour maintenir la fluidité du liquide synovial et favoriser l'élimination des déchets métaboliques produits lors des processus inflammatoires.

Le kinésithérapeute peut participer à cette éducation alimentaire en expliquant l'impact des habitudes nutritionnelles sur la mobilité et la fatigue. Une alimentation anti-inflammatoire soutient la rééducation, améliore la récupération musculaire et réduit les raideurs matinales. Le conseil diététique fait ainsi partie intégrante de la prise en charge pluridisciplinaire du patient atteint de polyarthrite rhumatoïde.

2.7 Facteurs psychologiques

Les facteurs psychologiques interviennent directement dans l'évolution et la perception de la polyarthrite rhumatoïde. Le stress chronique, l'anxiété et les états dépressifs entretiennent la sécrétion prolongée de cortisol et d'adrénaline, modifiant la régulation immunitaire et augmentant la sensibilité à la douleur. Le déséquilibre entre le système nerveux sympathique et parasympathique favorise une inflammation persistante et une fatigabilité musculaire accrue.

La douleur chronique génère un cercle vicieux : elle provoque une hypervigilance, une tension musculaire réflexe et une réduction du mouvement. L'inactivité, à son tour, accentue la raideur et aggrave la perception douloureuse. La kinésithérapie intervient ici comme outil de régulation : par la mobilisation douce, la respiration diaphragmatique et la rééducation proprioceptive, elle permet de rétablir un équilibre neurovégétatif favorable.

Les émotions non exprimées, la peur de la douleur et la perte de confiance dans le corps peuvent amplifier les symptômes. Le rôle du kinésithérapeute consiste à instaurer un climat de sécurité corporelle, à restaurer la conscience du mouvement sans appréhension et à encourager la régularité des séances. Chaque progression motrice agit comme un renforcement psychologique et biologique.

Une collaboration étroite avec les psychologues, médecins généralistes ou thérapeutes spécialisés est recommandée lorsque la composante émotionnelle devient prédominante. La prise en charge intégrée — médicamenteuse, rééducative et psychologique — optimise le contrôle de la douleur et prévient la chronicisation de la fatigue.

En conclusion, la gestion des facteurs psychologiques fait partie intégrante du traitement global de la polyarthrite rhumatoïde. Le kinésithérapeute, par son approche corporelle, contribue directement à la diminution de la tension mentale et à la stabilisation des réponses inflammatoires.

2.8 Risque familial

La polyarthrite rhumatoïde présente une composante familiale liée à la transmission de certains gènes de susceptibilité, principalement ceux du complexe majeur d'histocompatibilité HLA-DR4 et HLA-DR1. La présence de ces gènes augmente le risque de développer la maladie, sans en déterminer la survenue systématique. Le risque relatif pour un membre de la famille directe d'un patient atteint est environ deux à trois fois supérieur à celui de la population générale, mais reste faible en valeur absolue.

Ce risque s'exprime par une prédisposition immunitaire, non par une hérédité directe. Les interactions entre gènes, environnement, tabac et infections sont nécessaires pour déclencher la réaction auto-immune. Ainsi, un sujet génétiquement prédisposé ne développera pas la maladie s'il évite les facteurs déclenchants majeurs tels que le tabagisme ou la sédentarité prolongée.

La surveillance préventive repose sur l'observation des premiers signes : raideur matinale prolongée, gonflement articulaire symétrique, fatigue inexpliquée. En cas de symptômes évocateurs, une consultation précoce en rhumatologie est recommandée afin d'éviter les formes destructrices précoces.

Le rôle du kinésithérapeute est éducatif : informer les familles sur la nature multifactorielle de la maladie, corriger les idées erronées liées à la peur de la transmission et encourager une hygiène de vie favorable à la régulation immunitaire. Activité physique régulière, alimentation anti-inflammatoire et gestion du stress constituent des mesures préventives adaptées à tout terrain familial prédisposé.

En résumé, la polyarthrite rhumatoïde n'est pas une maladie héréditaire au sens strict, mais un terrain génétique sensible modulé par l'environnement et le comportement. L'information et la prévention constituent la première étape du contrôle de ce risque.

2.9 Prédispositions féminines

La polyarthrite rhumatoïde touche majoritairement les femmes, avec une proportion estimée à trois femmes pour un homme. Cette différence s'explique par des facteurs hormonaux, immunitaires et métaboliques. Les œstrogènes stimulent certaines réponses inflammatoires en favorisant l'activation des lymphocytes et la production de cytokines pro-inflammatoires. Leur excès relatif avant la ménopause et leur chute rapide après celle-ci influencent directement la survenue et l'évolution de la maladie.

Les variations hormonales du cycle menstruel, de la grossesse ou du post-partum modifient l'expression des symptômes. Pendant la grossesse, la modulation immunitaire nécessaire à la tolérance fœtale entraîne souvent une amélioration temporaire des signes articulaires. Après l'accouchement, le retour à un fonctionnement immunitaire complet s'accompagne fréquemment d'une réactivation de l'inflammation. La ménopause, quant à elle, s'associe à une recrudescence des douleurs et de la raideur en raison du déficit œstrogénique et de l'altération du métabolisme osseux.

Les facteurs psychosociaux propres aux femmes, tels que la charge mentale, la fatigue chronique ou la réduction du temps de récupération, participent indirectement à l'aggravation des symptômes par activation continue du système nerveux sympathique. Ces contraintes contribuent à la persistance de tensions musculaires, à la diminution de la mobilité et à la dégradation du sommeil, éléments aggravants du terrain inflammatoire.

Le kinésithérapeute doit tenir compte de ces particularités dans la planification des séances. Les périodes de variation hormonale nécessitent une adaptation de l'intensité des exercices, une attention accrue à la fatigue et un travail respiratoire favorisant la détente du système neurovégétatif. Chez les patientes ménopausées, la prévention de la fonte musculaire et de l'ostéoporose devient prioritaire à travers des exercices de renforcement modéré, de port de charge progressive et d'entretien articulaire global.

La connaissance de ces mécanismes permet d'individualiser la prise en charge et de maintenir la capacité fonctionnelle malgré les fluctuations hormonales. Le suivi kinésithérapique régulier assure la continuité du mouvement et limite les répercussions des déséquilibres endocriniens sur la fonction articulaire.

2.10 Interaction des causes multiples

La polyarthrite rhumatoïde résulte de l'interaction complexe entre facteurs génétiques, hormonaux, environnementaux et psychologiques. Aucun de ces éléments n'est suffisant à lui seul pour déclencher la maladie, mais leur combinaison crée un terrain inflammatoire propice à la dérégulation du système immunitaire. Les gènes de susceptibilité, notamment HLA-DR4 et HLA-DR1, déterminent une sensibilité de base. Cette sensibilité s'exprime pleinement lorsque des stimuli externes, tels que le tabac, les infections chroniques ou le stress prolongé, perturbent les mécanismes de tolérance immunitaire.

Les hormones modulent cette réponse. Les variations d'œstrogènes et de progestérone influencent la production de cytokines et l'activité des lymphocytes. Chez la femme, ces oscillations expliquent la fréquence accrue des formes précoces et la réactivation post-partum. Chez l'homme, la diminution de testostérone, hormone à effet anti-inflammatoire, favorise une inflammation plus persistante.

L'environnement agit comme catalyseur. La pollution atmosphérique, les expositions professionnelles à certains solvants et une alimentation pro-inflammatoire accentuent la réaction immunitaire initiale. Le microbiote intestinal, altéré par ces facteurs, participe à la perte de tolérance immunitaire via une perméabilité intestinale accrue et une activation continue des cellules immunitaires.

Les composantes psychologiques et comportementales complètent ce modèle. Le stress chronique, la fatigue émotionnelle et la peur du mouvement entretiennent la production de cortisol et la désorganisation du rythme circadien, aggravant la sensibilité douloureuse et la contracture musculaire réflexe.

Pour le kinésithérapeute, comprendre cette interaction est essentiel. Chaque patient présente un profil multifactoriel qui nécessite une approche globale intégrant éducation, mouvement, respiration, hygiène de vie et prévention. Le traitement ne se limite pas à la réduction de l'inflammation articulaire, mais vise la stabilisation du terrain général : immunitaire, hormonal, métabolique et psychique. Cette vision intégrée permet de maintenir la fonction, d'éviter les décompensations et de renforcer la capacité d'adaptation corporelle à long terme.

Chapitre 3 : Les symptômes

3.1 Douleurs articulaires

La douleur articulaire est le symptôme central de la polyarthrite rhumatoïde. Elle résulte principalement de l'inflammation de la membrane synoviale, de l'hyperpression intra-articulaire et de la libération de médiateurs chimiques tels que les prostaglandines et les cytokines pro-inflammatoires. Ces substances sensibilisent les terminaisons nerveuses périphériques et entretiennent un état d'hyperalgésie locale.

La douleur présente des caractéristiques inflammatoires typiques : elle est plus intense au repos, surtout la nuit et au réveil, et s'atténue progressivement avec la mobilisation. Elle s'accompagne souvent de chaleur, de gonflement et de raideur articulaire. Contrairement à la douleur mécanique, elle ne dépend pas directement de l'effort mais de l'activité immunitaire. Cette particularité permet au clinicien de distinguer la douleur de la polyarthrite de celle de l'arthrose ou des tendinopathies.

Sur le plan fonctionnel, la douleur modifie le schéma moteur. Le patient réduit spontanément l'amplitude des mouvements, augmente la co-contraction musculaire protectrice et altère la coordination segmentaire. Ces compensations entraînent rapidement un déséquilibre musculaire, une perte de force et une restriction de mobilité. La kinésithérapie doit intervenir précocement pour éviter cette adaptation délétère.

La prise en charge repose sur la mobilisation douce, la décoaptation articulaire non douloureuse, le travail de drainage et le maintien de la trophicité musculaire. L'objectif est de réduire la pression intra-articulaire, d'améliorer la circulation locale et de restaurer la confiance dans le mouvement. Les techniques de physiothérapie (chaleur modérée, cryothérapie localisée, TENS) peuvent être utilisées pour limiter la douleur et permettre une participation active du patient.

L'éducation thérapeutique est indispensable : le patient doit comprendre la différence entre douleur inflammatoire et douleur d'effort, afin d'adapter son activité sans peur ni excès de repos. L'approche kinésithérapique coordonnée avec le traitement médical permet de diminuer la perception douloureuse, de préserver la fonction articulaire et d'éviter l'enraidissement progressif.

3.2 Raideur matinale

La raideur matinale constitue un signe clinique majeur de la polyarthrite rhumatoïde. Elle traduit la persistance nocturne du processus inflammatoire synovial et la stagnation du liquide intra-articulaire pendant les périodes d'immobilité. Au réveil, les articulations sont rigides, gonflées, et les gestes quotidiens deviennent difficiles. Cette raideur dure généralement plus de trente minutes, parfois plusieurs heures, et s'améliore progressivement avec la mobilisation.

Le mécanisme physiopathologique repose sur l'accumulation de cytokines pro-inflammatoires durant la nuit, associée à une baisse du cortisol endogène. Cette combinaison entraîne un œdème synovial et une viscosité accrue du liquide articulaire, limitant la lubrification et l'amplitude des mouvements. Les tissus péri-articulaires, tendons et capsules perdent temporairement leur élasticité, accentuant la sensation de blocage.

Sur le plan fonctionnel, la raideur matinale altère la coordination fine, ralentit la marche et modifie les appuis. Les patients décrivent une impression de lourdeur ou de résistance interne, surtout au niveau des mains, poignets, genoux et chevilles. L'objectif kinésithérapique est de restaurer la mobilité articulaire dès les premières heures de la journée, afin de réduire la durée et l'intensité de cette raideur.

La prise en charge comprend des mobilisations passives et actives douces, réalisées à faible amplitude, associées à des techniques thermiques locales (bain chaud, compresse humide tiède) pour assouplir la capsule articulaire. Le travail respiratoire et la mobilisation globale du tronc facilitent la détente musculaire et la réactivation circulatoire. Une routine matinale progressive — mouvements lents, étirements, exercices d'assouplissement articulaire — améliore la lubrification synoviale et prépare les articulations à la charge fonctionnelle de la journée.

Le kinésithérapeute veille à la régularité des exercices et à l'adaptation du rythme. L'objectif n'est pas de forcer la mobilité mais de la rétablir progressivement par stimulation douce et répétée. La diminution durable de la raideur matinale constitue un indicateur d'efficacité du traitement et de stabilité du processus inflammatoire.

3.3 Gonflement et chaleur

Le gonflement et la chaleur articulaire sont des manifestations directes de l'inflammation synoviale active. L'infiltration de la membrane par les cellules immunitaires entraîne une production excessive de liquide synovial et une vasodilatation locale. Cette hyperperméabilité capillaire provoque un œdème intra-articulaire qui distend la capsule et augmente la pression interne. Le patient perçoit une sensation de tension, de lourdeur ou de pulsation douloureuse, accentuée au repos et lors des poussées inflammatoires.

La chaleur est liée à l'afflux sanguin local et constitue un signe clinique objectif d'activité de la maladie. Elle s'observe souvent au niveau des petites articulations des mains, des poignets, des genoux et des chevilles. L'articulation devient sensible au toucher, parfois rouge, et la mise en charge est réduite par réflexe de protection musculaire. La persistance de ce phénomène sans contrôle thérapeutique favorise la distension ligamentaire et la déformation progressive des axes articulaires.

L'évaluation kinésithérapique doit préciser l'intensité du gonflement, la température locale et la limitation de mouvement associée. L'utilisation d'une échelle de perception subjective permet de suivre l'évolution d'une séance à l'autre. Le traitement vise à réduire la pression articulaire, améliorer le retour veineux et restaurer la mobilité.

Les techniques indiquées sont le drainage doux en direction des chaînes veineuses principales, la mobilisation passive lente, la décoaptation articulaire prudente et les postures antalgiques de mise en décharge. L'application de froid local (cryothérapie contrôlée) peut être utilisée pour limiter la vasodilatation et l'œdème. Dans les phases moins aiguës, la chaleur douce aide à favoriser la résorption du liquide et la détente musculaire.

Le kinésithérapeute ajuste la fréquence et l'intensité des séances selon la phase inflammatoire. Toute manipulation agressive est à proscrire durant les épisodes aigus. La régularité des soins, associée à une bonne coordination avec le traitement médical, permet de contrôler le gonflement, d'éviter la fibrose capsulaire et de maintenir la fonction articulaire sans douleur.

3.4 Fatigue chronique

La fatigue chronique dans la polyarthrite rhumatoïde est une conséquence multifactorielle du processus inflammatoire systémique. Elle découle de l'activité immunitaire permanente, de la libération continue de cytokines pro-inflammatoires et de la perturbation du métabolisme énergétique cellulaire. Ce type de fatigue ne résulte pas d'un effort physique mais d'une réaction biologique durable qui altère la récupération musculaire et les fonctions cognitives.

Le déséquilibre hormonal induit par l'inflammation, notamment la baisse du cortisol et la résistance à l'insuline, entraîne une diminution de la disponibilité énergétique et une altération du tonus général. La douleur persistante, la raideur et le manque de sommeil aggravent cet état en réduisant la qualité du repos nocturne. La fatigue devient alors autonome, présente même en dehors des poussées, et influence directement la motivation, la concentration et la participation du patient à la rééducation.

Sur le plan fonctionnel, la fatigue provoque un ralentissement moteur, une diminution de la force volontaire et une moindre tolérance à l'effort. Les activités quotidiennes demandent un investissement énergétique disproportionné, accentuant la sédentarité et la perte musculaire. Le kinésithérapeute doit identifier ce seuil de fatigue afin d'adapter l'intensité et la durée des séances.

La prise en charge repose sur la modulation de l'effort, l'alternance entre exercices actifs doux et phases de récupération, et la stimulation progressive des capacités physiques. Les exercices isométriques, la respiration diaphragmatique et la mobilisation globale améliorent l'oxygénation tissulaire et réduisent la sensation d'épuisement. L'activité physique régulière, bien dosée, constitue un traitement de fond : elle diminue les marqueurs inflammatoires et restaure l'endurance musculaire.

La coordination entre kinésithérapeute, médecin et patient est essentielle. L'éducation à la gestion de l'énergie — planification des tâches, respect des pauses, écoute des signaux corporels — permet de prévenir la surcharge et de maintenir la participation active au traitement. La régularité du mouvement reste la meilleure stratégie pour contrer la fatigue chronique et préserver la fonctionnalité articulaire à long terme.

3.5 Perte de force musculaire

La perte de force musculaire dans la polyarthrite rhumatoïde est la conséquence directe de l'inflammation chronique, de la douleur, de la sédentarité et de la dénutrition musculaire liée à la libération prolongée de cytokines cataboliques. Ce phénomène, appelé sarcopénie inflammatoire, touche principalement les muscles péri-articulaires mais peut s'étendre à l'ensemble du système locomoteur lorsque la maladie évolue sans rééducation adaptée.

L'inflammation synoviale persistante entraîne une inhibition réflexe des unités motrices avoisinantes. Les récepteurs nociceptifs activent des voies inhibitrices spinales, réduisant la contraction volontaire et modifiant le schéma moteur. Le patient compense en sollicitant d'autres groupes musculaires, ce qui provoque des déséquilibres posturaux, des douleurs secondaires et une perte de coordination segmentaire.

Sur le plan biologique, l'excès de cytokines (TNF-α, IL-1, IL-6) favorise la dégradation des protéines musculaires et inhibe leur synthèse. Cette altération métabolique entraîne une diminution de la masse musculaire, une réduction de la puissance et une fatigabilité accrue à l'effort. Le déficit est souvent symétrique et touche les extenseurs des genoux, les fléchisseurs des doigts et les muscles stabilisateurs de l'épaule.

La rééducation vise à restaurer la force et à prévenir la fonte musculaire. Elle s'appuie sur des exercices progressifs d'intensité modérée, sans douleur ni surcharge articulaire. Les contractions isométriques en phase aiguë entretiennent le tonus sans aggraver l'inflammation. En période stable, les exercices concentriques et excentriques sont introduits progressivement, associés à un travail de coordination et de proprioception.

L'utilisation de bandes élastiques, de charges légères et d'exercices en décharge partielle favorise la récupération sans contrainte excessive.

Le kinésithérapeute veille à la régularité des séances, à la progression graduée des résistances et à la qualité du geste moteur. La surveillance de la fatigue musculaire permet d'éviter la surcharge métabolique et la réaction inflammatoire secondaire. L'objectif est le maintien de la masse musculaire fonctionnelle, indispensable à la stabilité articulaire, à la prévention des chutes et au ralentissement du processus dégénératif global.

3.6 Difficulté aux gestes quotidiens

La polyarthrite rhumatoïde altère progressivement la capacité à effectuer les gestes courants nécessaires à l'autonomie. La combinaison de la douleur, de la raideur, du gonflement et de la perte de force musculaire réduit la fluidité et la précision motrice. Les gestes fins tels que l'habillage, la toilette, la préparation des repas ou l'écriture deviennent lents et douloureux. Les mains, les poignets, les épaules et les genoux sont les plus concernés, entraînant une limitation importante des activités de la vie quotidienne.

Les mécanismes responsables de cette gêne sont à la fois articulaires, musculaires et neurofonctionnels. L'inflammation synoviale provoque une limitation d'amplitude et une perte de stabilité articulaire. La douleur entraîne des contractions réflexes de protection qui rigidifient le mouvement. La diminution de la proprioception, conséquence de la distension capsulaire, altère la précision gestuelle. Ce déséquilibre moteur conduit à des compensations et à des postures d'évitement, sources de fatigue et de désorganisation globale du mouvement.

L'évaluation kinésithérapique porte sur la gestuelle fonctionnelle réelle : préhension, lever, marche, port d'objet, transfert assis-debout. L'analyse fine des compensations permet d'établir un plan de rééducation individualisé visant la restauration de l'efficacité gestuelle et la réduction de la douleur pendant l'effort.

La rééducation privilégie les mobilisations actives assistées, le renforcement progressif des muscles stabilisateurs et l'entraînement des gestes utiles au quotidien. Les exercices doivent reproduire les actions concrètes : ouvrir une bouteille, tourner une clé, se lever d'une chaise, monter une marche. L'objectif est de retrouver des schémas moteurs économiques, fluides et sécurisés.

L'apprentissage des principes d'ergonomie fait partie intégrante du traitement : ajustement de la hauteur du plan de travail, utilisation d'aides techniques, adaptation de la prise et du rythme d'exécution. Le kinésithérapeute enseigne également la répartition de l'effort sur plusieurs articulations pour limiter les contraintes locales.

Cette approche fonctionnelle permet de restaurer l'autonomie, de réduire la dépendance et de maintenir la participation active du patient à la vie quotidienne. La continuité des exercices à domicile garantit le maintien des acquis et retarde la progression du handicap.

3.7 Déformations articulaires

Les déformations articulaires représentent une évolution structurelle caractéristique de la polyarthrite rhumatoïde non contrôlée. Elles résultent de la destruction progressive du cartilage, de l'os sous-chondral et des structures capsulo-ligamentaires sous l'effet de l'inflammation synoviale chronique. Le pannus synovial envahit les surfaces articulaires, provoquant une érosion marginale et une perte d'alignement des segments osseux. Cette déstabilisation mécanique conduit à des déformations irréversibles si elle n'est pas prise en charge précocement.

Les déformations les plus fréquentes concernent les mains et les pieds. Au niveau des doigts, on observe la déviation cubitale des métacarpo-phalangiennes, les doigts en col de cygne (hyperextension de l'interphalangienne proximale avec flexion de l'interphalangienne distale) et les doigts en boutonnière (flexion de l'interphalangienne proximale avec hyperextension distale). Ces modifications résultent d'un déséquilibre entre les forces des tendons extenseurs et fléchisseurs, accentué par la laxité capsulaire. Aux poignets, la subluxation palmaire et la translation ulnaire du carpe perturbent la stabilité fonctionnelle et la transmission des forces de préhension.

Au niveau des pieds, la subluxation des métatarso-phalangiennes entraîne un avant-pied élargi, des orteils en griffe et des durillons douloureux. Les genoux peuvent présenter un genu valgum ou varum selon la prédominance des atteintes ligamentaires. Les coudes et les épaules montrent parfois une limitation d'amplitude secondaire à la fibrose capsulaire et à la faiblesse musculaire.

La kinésithérapie vise à prévenir ou à limiter ces déformations par la mobilisation douce, la correction des axes articulaires et le renforcement ciblé des muscles stabilisateurs. Les postures de repos sont soigneusement choisies pour éviter les attitudes vicieuses. Les orthèses de repos ou de fonction peuvent être indiquées afin de maintenir l'alignement et de réduire les tensions tendineuses.

Les exercices actifs en chaîne fermée et la rééducation proprioceptive participent au contrôle moteur fin et à la stabilité dynamique. Le kinésithérapeute veille à préserver la souplesse articulaire sans exacerber l'inflammation. Une prise en charge précoce et régulière limite la progression des déformations et permet de conserver une fonction articulaire satisfaisante malgré les altérations anatomiques installées.

3.8 Signes généraux (fièvre, perte de poids)

Les signes généraux accompagnant la polyarthrite rhumatoïde traduisent l'activité systémique de l'inflammation. La fièvre, la perte de poids et la fatigue globale ne dépendent pas directement des articulations mais du déséquilibre immunitaire prolongé et de la production excessive de cytokines circulantes.

La fièvre, souvent modérée, apparaît principalement lors des poussées inflammatoires. Elle résulte de l'action des interleukines (IL-1, IL-6) et du TNF-α sur le centre thermorégulateur hypothalamique. Ce mécanisme augmente la température corporelle pour renforcer la réponse immunitaire, mais il provoque une sensation d'épuisement et une diminution de la tolérance à l'effort. La fièvre disparaît généralement sous traitement anti-inflammatoire ou au cours des phases de rémission.

La perte de poids est la conséquence du catabolisme protéique chronique et de la réduction de l'appétit induite par les cytokines inflammatoires. Le métabolisme basal s'élève tandis que la synthèse musculaire diminue, favorisant la fonte des masses maigres. Ce processus, appelé cachexie rhumatoïde, réduit la réserve énergétique et fragilise l'ensemble du système locomoteur. La sarcopénie qui en découle aggrave la perte de force musculaire et la fatigabilité à la marche.

La kinésithérapie tient compte de ces manifestations générales. L'évaluation clinique intègre le niveau de fatigue, la variation du poids et la tolérance à l'effort. L'objectif thérapeutique est de maintenir l'activité physique malgré la faiblesse générale, en adaptant l'intensité et la durée des exercices. Les séances courtes, répétées et progressives améliorent la condition musculaire sans surcharger l'organisme.

La coordination avec le médecin traitant et le diététicien est essentielle afin de prévenir la dénutrition et d'assurer un apport protéique suffisant pour la récupération musculaire. Le kinésithérapeute veille à maintenir la mobilité, stimuler la circulation et préserver la capacité fonctionnelle dans un contexte de faiblesse générale. L'approche globale du patient, associant mouvement, nutrition et suivi médical, permet de limiter les effets systémiques de la maladie et de stabiliser l'état général.

3.9 Évolution par poussées

La polyarthrite rhumatoïde évolue de manière cyclique, alternant des phases de poussée inflammatoire et des périodes de rémission partielle ou complète. Cette évolution en dents de scie est caractéristique de la maladie et conditionne la stratégie thérapeutique.

Pendant la poussée, l'inflammation synoviale s'intensifie. La membrane s'épaissit, produit un excès de liquide et libère massivement des médiateurs pro-inflammatoires. Les articulations deviennent chaudes, gonflées, douloureuses, et la fatigue s'accentue. Les amplitudes articulaires diminuent nettement, la force musculaire chute, et la mobilité globale se restreint. Le patient réduit spontanément son activité, ce qui entretient la raideur et accélère la perte fonctionnelle. La durée des poussées varie de quelques jours à plusieurs semaines selon l'efficacité du traitement et l'état général du patient.

En période de rémission, les signes inflammatoires s'atténuent. La douleur diminue, la souplesse revient partiellement, mais les séquelles mécaniques persistent : laxité capsulaire, faiblesse musculaire et déformation progressive si la prévention n'est pas assurée. C'est durant cette phase que la kinésithérapie joue un rôle majeur dans la récupération fonctionnelle et la consolidation des acquis.

La rééducation s'adapte à chaque phase. En période aiguë, les techniques antalgiques, les mobilisations passives limitées et la mise en décharge articulaire prédominent. L'objectif est de conserver la mobilité sans stimuler l'inflammation. En phase de rémission, le travail actif reprend : renforcement progressif, entretien musculaire, rééducation proprioceptive et réapprentissage des gestes fonctionnels.

Le suivi continu du patient permet d'ajuster les soins à la variabilité de la maladie. La régularité des séances, l'observation clinique des signes précoces de rechute et la coordination avec le rhumatologue assurent une stabilisation durable. Le kinésithérapeute devient ainsi un repère constant dans une pathologie dont l'évolution est imprévisible, garantissant la continuité du mouvement et la préservation de la fonction malgré les fluctuations inflammatoires.

3.10 Quand consulter

La consultation précoce est essentielle dès l'apparition de symptômes évocateurs d'une inflammation articulaire persistante. Les signes d'alerte incluent une raideur matinale durant plus de trente minutes, des douleurs articulaires bilatérales, un gonflement visible des doigts, des poignets, des genoux ou des chevilles, ainsi qu'une fatigue inhabituelle non proportionnelle à l'activité. L'association de plusieurs de ces symptômes pendant plus de six semaines justifie une évaluation médicale spécialisée.

Le patient doit consulter un médecin généraliste ou un rhumatologue sans délai afin d'obtenir un diagnostic précis et d'instaurer un traitement de fond. Un bilan sanguin (facteur rhumatoïde, anticorps anti-CCP, CRP, vitesse de sédimentation) et une imagerie articulaire sont nécessaires pour confirmer l'origine inflammatoire et évaluer l'étendue des lésions. Plus le diagnostic est posé tôt, plus les traitements permettent de prévenir les destructions articulaires irréversibles.

La consultation en kinésithérapie s'inscrit dans cette démarche dès les premiers stades, même avant les déformations visibles. Le rôle du kinésithérapeute est d'évaluer la mobilité, la force musculaire, la douleur et la fonction globale afin de mettre en place un programme adapté. Une prise en charge précoce permet de maintenir la souplesse, de limiter les compensations et de préserver l'autonomie.

Il est également nécessaire de reconsulter en cas de poussée soudaine, d'augmentation du gonflement, d'apparition d'une nouvelle douleur ou d'intolérance au traitement. Ces situations nécessitent un ajustement thérapeutique et une adaptation du plan de rééducation.

Le suivi régulier, coordonné entre le rhumatologue, le kinésithérapeute et le patient, constitue la clé d'une évolution stable. L'évaluation continue permet de détecter les variations d'activité inflammatoire et d'intervenir avant que les lésions ne deviennent définitives. La rééducation précoce et constante garantit le maintien du mouvement et la qualité fonctionnelle à long terme.

Chapitre 4 : Le diagnostic

4.1 Bilan clinique

Le bilan clinique constitue la première étape du diagnostic et de la prise en charge de la polyarthrite rhumatoïde. Il permet d'évaluer la répartition, l'intensité et la nature des atteintes articulaires ainsi que leurs répercussions fonctionnelles. L'examen repose sur l'observation, la palpation et la mesure des amplitudes, associées à l'analyse du mouvement et de la douleur.

L'interrogatoire recherche la chronologie des symptômes : début progressif ou brutal, durée de la raideur matinale, variation de la douleur au repos et à l'effort, existence d'un gonflement articulaire et retentissement sur les gestes quotidiens. Il précise les antécédents familiaux, les facteurs déclenchants éventuels (stress, infection, tabac) et la tolérance au traitement en cours.

L'inspection note la symétrie des atteintes, les déformations, les tuméfactions et les rougeurs. La palpation évalue la chaleur, la consistance du gonflement, la douleur provoquée et la présence d'un épanchement. Le kinésithérapeute et le médecin examinent les articulations périphériques (mains, poignets, coudes, genoux, chevilles) ainsi que les zones axiales susceptibles d'être touchées, notamment la colonne cervicale haute.

La mesure des amplitudes articulaires (goniométrie) permet de quantifier la raideur et d'identifier les limitations mécaniques ou douloureuses. L'évaluation musculaire détermine la force, la symétrie et la coordination des groupes moteurs principaux. Les tests fonctionnels (marche, préhension, lever de chaise, équilibre) renseignent sur l'impact réel des lésions dans la vie quotidienne.

Des indices cliniques spécifiques, tels que le score de Ritchie (nombre d'articulations douloureuses à la pression) ou le nombre d'articulations gonflées, peuvent être utilisés pour suivre l'évolution de la maladie. Ces données sont indispensables pour calculer le score global d'activité (DAS28).

Le rôle du kinésithérapeute est d'établir un bilan fonctionnel précis afin d'orienter la rééducation. Il définit les priorités thérapeutiques : maintien de la mobilité, renforcement musculaire, correction des compensations et prévention des déformations. Le bilan clinique constitue une base de référence, régulièrement mise à jour, permettant de mesurer objectivement les progrès et d'ajuster la prise en charge selon l'évolution inflammatoire et fonctionnelle du patient.

4.2 Examens sanguins (facteur rhumatoïde, anti-CCP)

Les examens sanguins jouent un rôle déterminant dans la confirmation du diagnostic de polyarthrite rhumatoïde et dans l'évaluation de son activité biologique. Ils permettent d'objectiver la réaction immunitaire anormale et de différencier la maladie d'autres pathologies articulaires inflammatoires.

Le **facteur rhumatoïde (FR)** est un auto-anticorps dirigé contre la portion Fc des immunoglobulines G (IgG). Il est présent dans environ 70 à 80 % des cas de polyarthrite rhumatoïde, mais sa présence n'est pas spécifique : il peut également apparaître dans d'autres maladies auto-immunes, infectieuses ou même chez certains sujets âgés. Un taux élevé, associé à une symptomatologie typique et à d'autres marqueurs biologiques, renforce la probabilité diagnostique et oriente vers une forme plus évolutive.

Les **anticorps anti-CCP (anti-peptides cycliques citrullinés)** constituent aujourd'hui le marqueur le plus spécifique de la maladie. Leur présence traduit une réaction auto-immune dirigée contre des protéines modifiées par citrullination. Ces anticorps sont détectés précocement, parfois avant l'apparition clinique des symptômes, et sont fortement corrélés au risque d'érosion osseuse et de déformation articulaire. Leur spécificité dépasse 95 %, ce qui en fait un critère diagnostique majeur.

Les examens complémentaires incluent également la recherche d'un **syndrome inflammatoire biologique**, notamment l'augmentation de la **vitesse de sédimentation (VS)** et de la **protéine C-réactive (CRP)**, témoignant de l'activité inflammatoire systémique. Ces marqueurs permettent de suivre l'évolution de la maladie et la réponse au traitement.

Le rôle du kinésithérapeute consiste à interpréter ces résultats dans le contexte fonctionnel du patient, sans objectif médical mais avec une compréhension clinique. La connaissance du niveau d'activité inflammatoire aide à adapter l'intensité et la fréquence des séances. En phase de forte activité biologique, les mobilisations doivent être douces, sans contrainte articulaire excessive. Lorsque les marqueurs diminuent, le travail musculaire et la rééducation fonctionnelle peuvent être intensifiés.

La collaboration étroite entre le kinésithérapeute et le rhumatologue, fondée sur le suivi des données biologiques et cliniques, garantit une prise en charge cohérente, sécurisée et adaptée à l'état inflammatoire réel du patient.

4.3 Vitesse de sédimentation et CRP

La vitesse de sédimentation (VS) et la protéine C-réactive (CRP) sont les deux principaux marqueurs biologiques utilisés pour évaluer le degré d'inflammation systémique dans la polyarthrite rhumatoïde. Leur mesure régulière permet de suivre l'évolution de la maladie et la réponse au traitement.

La **vitesse de sédimentation** correspond au temps nécessaire pour que les globules rouges se déposent au fond d'un tube de sang. En présence d'une inflammation, la concentration en protéines plasmatiques, notamment le fibrinogène, augmente, favorisant l'agrégation des hématies et accélérant leur sédimentation. Une VS élevée traduit donc un état inflammatoire global. Sa valeur est influencée par l'âge, le sexe et certains états physiologiques, ce qui en limite la spécificité. Elle reste cependant utile pour apprécier la chronicité de l'inflammation et détecter les formes évolutives lentes.

La **protéine C-réactive (CRP)** est un marqueur plus sensible et plus spécifique de l'inflammation aiguë. Synthétisée par le foie sous l'action de l'interleukine-6 (IL-6), elle augmente rapidement dans les 24 à 48 heures suivant le début d'une poussée et diminue dès que l'activité inflammatoire se stabilise. Un taux élevé de CRP indique une activation systémique importante du système immunitaire et correspond souvent à une phase de douleur, de gonflement et de raideur accrue.

L'association des deux paramètres, VS et CRP, permet une évaluation complète : la CRP reflète les variations rapides, tandis que la VS traduit l'état inflammatoire global et prolongé. Dans le suivi thérapeutique, une diminution progressive de ces valeurs témoigne d'un bon contrôle du traitement de fond et d'une stabilisation clinique.

Pour le kinésithérapeute, la connaissance de ces données biologiques est essentielle afin d'adapter la rééducation à la phase évolutive. Une élévation simultanée de la VS et de la CRP indique une activité inflammatoire élevée nécessitant des mobilisations prudentes, non douloureuses, avec priorité à la décontraction musculaire et au drainage articulaire. Lorsque les marqueurs se normalisent, la rééducation peut s'orienter vers un travail fonctionnel plus soutenu et un renforcement musculaire progressif.

La coordination entre le suivi biologique et la pratique kinésithérapique permet d'optimiser la récupération sans aggraver l'inflammation. Ces marqueurs représentent donc un repère objectif dans la planification et l'ajustement du traitement fonctionnel du patient atteint de polyarthrite rhumatoïde.

4.4 Radiographie

La radiographie constitue l'examen d'imagerie de référence pour l'évaluation structurelle de la polyarthrite rhumatoïde. Elle permet de visualiser les lésions articulaires, de suivre leur évolution et d'apprécier l'efficacité du traitement au fil du temps. Bien qu'elle ne détecte pas les atteintes les plus précoces, elle reste indispensable pour documenter l'état anatomique des articulations et mesurer les déformations irréversibles.

Les premières anomalies radiologiques apparaissent souvent au niveau des petites articulations des mains et des pieds, zones de prédilection de la maladie. On observe initialement une **ostéoporose juxta-articulaire**, conséquence de l'hypervascularisation et de la déminéralisation locale liée à l'inflammation. Progressivement apparaissent les **érosions marginales**, correspondant à la destruction osseuse provoquée par le pannus synovial au contact du cartilage. Ces érosions, visibles sur les bords articulaires, constituent un signe spécifique de la polyarthrite rhumatoïde.

À un stade plus avancé, la radiographie met en évidence un **rétrécissement de l'interligne articulaire**, traduisant la perte de cartilage, ainsi que des **luxations ou subluxations** dues à la distension capsulo-ligamentaire. Les doigts peuvent présenter une déviation cubitale, les poignets une translation ulnaire du carpe, et les genoux un désaxement progressif. Ces signes permettent d'évaluer la gravité et la chronicité de la maladie.

La **classification de Larsen** et d'autres scores radiologiques quantifient le degré de destruction osseuse et de pincement articulaire, servant de référence pour le suivi longitudinal. L'évolution radiographique lente mais continue souligne la nécessité d'un contrôle régulier, même en cas d'amélioration clinique.

Pour le kinésithérapeute, la lecture du compte rendu radiologique fournit des informations précieuses sur les zones fragiles à protéger et sur les amplitudes à ne pas dépasser. La présence d'érosions ou de subluxations oriente le choix des techniques de mobilisation, privilégiant la douceur, la stabilité et le travail en chaîne fermée. Dans les formes plus évoluées, la radiographie permet d'anticiper les risques mécaniques et d'adapter la rééducation à la réalité structurelle du patient.

L'association de la radiographie à l'examen clinique garantit une vision complète de la maladie : l'évaluation fonctionnelle guide la rééducation quotidienne, tandis que l'imagerie fixe les limites anatomiques à respecter pour préserver la sécurité articulaire et maintenir la fonction motrice durablement.

4.5 Échographie articulaire

L'échographie articulaire est un examen de première intention dans l'évaluation dynamique et précoce de la polyarthrite rhumatoïde. Elle permet de visualiser les structures superficielles non accessibles par la radiographie et de détecter les signes d'inflammation avant l'apparition de lésions osseuses irréversibles. Son intérêt réside dans sa sensibilité élevée pour l'analyse de la synoviale, du liquide articulaire et des tissus périarticulaires.

L'examen met en évidence plusieurs éléments caractéristiques :
– **l'épanchement articulaire**, visible comme une zone anéchogène traduisant l'accumulation de liquide inflammatoire ;
– **l'hypertrophie synoviale**, correspondant à un épaississement de la membrane synoviale lié à l'infiltration cellulaire ;
– **l'hypervascularisation synoviale**, détectée en mode Doppler, signe direct d'activité inflammatoire en cours ;
– **les érosions osseuses précoces**, identifiables avant même qu'elles ne soient visibles sur les clichés radiographiques.

Grâce à sa haute résolution, l'échographie permet d'évaluer la distribution de la maladie, souvent symétrique, et de différencier les poussées localisées des formes diffuses. Elle guide également les infiltrations thérapeutiques et permet de suivre la réponse au traitement de fond en observant la diminution du flux Doppler synovial.

Pour le kinésithérapeute, le compte rendu échographique fournit des informations précises sur le degré d'activité inflammatoire et sur les zones à risque de douleur ou de dégradation. Une synovite active nécessite des mobilisations limitées, sans compression ou traction excessive. À l'inverse, une synoviale épaissie mais non vascularisée permet la reprise d'un travail articulaire plus soutenu, orienté vers la récupération fonctionnelle.

L'échographie complète ainsi l'examen clinique et la radiographie en apportant une vision en temps réel du comportement tissulaire. Son utilisation régulière dans le suivi du patient atteint de polyarthrite rhumatoïde contribue à ajuster les stratégies thérapeutiques, à prévenir les aggravations silencieuses et à maintenir une rééducation sécurisée, adaptée à la phase inflammatoire réelle du moment.

4.6 IRM des petites articulations

L'imagerie par résonance magnétique (IRM) des petites articulations représente l'examen le plus sensible pour détecter les lésions précoces de la polyarthrite rhumatoïde. Elle visualise les structures profondes non accessibles à l'échographie et permet une analyse détaillée du tissu synovial, du cartilage, de l'os et des tendons. Son intérêt majeur réside dans la capacité à identifier les signes d'inflammation avant toute atteinte radiologique visible.

Les séquences pondérées en T1 et T2 avec injection de gadolinium mettent en évidence :
– **l'hypertrophie synoviale**, traduisant une inflammation active de la membrane ;
– **l'épanchement intra-articulaire**, témoignant de l'exsudation du liquide inflammatoire ;
– **l'œdème osseux sous-chondral**, signe très précoce de l'atteinte inflammatoire de la moelle osseuse et prédicteur de futures érosions ;
– **les érosions corticales débutantes**, observées sous forme de pertes de signal

focalisées ;
– **les tenosynovites et bursites**, fréquentes dans les atteintes du poignet et des doigts.

L'IRM des mains, poignets et avant-pieds est particulièrement utile pour établir un diagnostic différentiel entre polyarthrite rhumatoïde, arthropathies microcristallines et arthroses érosives. Elle permet également d'évaluer la réponse au traitement de fond et de quantifier la régression des signes inflammatoires.

La détection précoce d'un œdème osseux ou d'une synovite active oriente la stratégie thérapeutique vers une intensification du traitement médical et une adaptation des techniques de rééducation. En présence de signes d'inflammation active, les mobilisations doivent être prudentes, non contraignantes, privilégiant la mise en décharge et la respiration articulaire douce. En phase de stabilisation, les images d'amélioration guident la reprise du travail actif et du renforcement musculaire.

Pour le kinésithérapeute, la lecture du compte rendu IRM apporte des éléments déterminants dans la planification des soins : elle précise quelles articulations nécessitent une protection mécanique accrue et lesquelles peuvent être sollicitées sans risque. L'IRM constitue ainsi un outil de référence pour la coordination entre le suivi médical et la rééducation fonctionnelle, garantissant une prise en charge adaptée à la réalité tissulaire et à la phase évolutive de la maladie.

4.7 Diagnostic différentiel

Le diagnostic différentiel de la polyarthrite rhumatoïde repose sur la distinction entre les autres affections articulaires inflammatoires, métaboliques ou dégénératives susceptibles de présenter un tableau clinique similaire. L'objectif est d'éviter les confusions diagnostiques qui pourraient retarder l'instauration d'un traitement adapté.

Les principales pathologies à différencier sont les suivantes :

– **Arthrose** : maladie mécanique liée à l'usure du cartilage. La douleur apparaît à l'effort et diminue au repos, la raideur matinale est brève, et les articulations touchées sont souvent asymétriques. L'absence de signes biologiques inflammatoires (VS et CRP normales) et la présence de géodes ou d'ostéophytes à la radiographie permettent la distinction.

– **Spondyloarthrites** : groupe de maladies inflammatoires incluant la spondylarthrite ankylosante, le rhumatisme psoriasique et les arthrites réactionnelles. Ces pathologies présentent des atteintes asymétriques, prédominant sur les grosses articulations et les enthèses (insertions tendineuses). La recherche du gène HLA-B27 et la localisation axiale des douleurs orientent le diagnostic.

– **Lupus érythémateux systémique (LES)** : maladie auto-immune multisystémique. Les arthralgies sont fréquentes mais non destructrices. La présence d'anticorps antinucléaires (AAN) et l'atteinte cutanée, rénale ou hématologique différencient le lupus de la polyarthrite rhumatoïde.

– **Goutte et chondrocalcinose** : arthropathies microcristallines provoquées par le dépôt d'acide urique ou de pyrophosphate de calcium. L'atteinte est aiguë, localisée, souvent monoarticulaire au début (métatarso-phalangienne du gros orteil pour la goutte). La mise en évidence de cristaux au liquide synovial confirme le diagnostic.

– **Arthrites infectieuses** : survenues après inoculation bactérienne directe ou dissémination hématogène. L'articulation est rouge, très douloureuse, fébrile, avec un syndrome inflammatoire biologique majeur. La ponction articulaire et la culture du liquide synovial permettent l'identification du germe.

– **Syndrome de Sjögren et connectivites mixtes** : maladies auto-immunes pouvant mimer la polyarthrite mais associées à des signes extra-articulaires caractéristiques (sécheresse bucco-oculaire, phénomène de Raynaud, atteinte cutanée).

La distinction entre ces pathologies repose sur la combinaison des données cliniques, biologiques et radiologiques. Une atteinte articulaire bilatérale et symétrique, une raideur matinale prolongée, la positivité des anticorps anti-CCP et la présence d'érosions marginales précoces constituent les éléments les plus spécifiques de la polyarthrite rhumatoïde.

Pour le kinésithérapeute, la connaissance des diagnostics différentiels permet d'adapter les techniques de rééducation selon le mécanisme sous-jacent. Le travail sur la mobilité, la douleur et la posture n'a pas les mêmes objectifs dans une arthrose mécanique, une spondylarthrite ou une arthrite auto-immune. Identifier la nature exacte du processus pathologique garantit la pertinence du traitement fonctionnel et la sécurité du patient.

4.8 Évaluation du score DAS28

Le score **DAS28 (Disease Activity Score 28)** est un indicateur clinique et biologique standardisé permettant de quantifier le degré d'activité de la polyarthrite rhumatoïde. Il constitue un outil essentiel pour le suivi longitudinal du patient, l'ajustement thérapeutique et l'évaluation de la réponse au traitement. Ce score s'appuie sur l'analyse de 28 articulations spécifiques et combine des paramètres cliniques objectifs et biologiques.

Les articulations évaluées comprennent : les épaules, les coudes, les poignets, les genoux et les petites articulations des mains (métacarpo-phalangiennes et interphalangiennes proximales). Pour chacune, le praticien note le **nombre d'articulations douloureuses (TJC – Tender Joint Count)** et le **nombre d'articulations gonflées (SJC – Swollen Joint Count)**. Ces deux valeurs traduisent respectivement la sensibilité articulaire et la présence de synovite active.

Le score intègre également la **vitesse de sédimentation (VS)** ou la **protéine C-réactive (CRP)**, selon la formule utilisée, ainsi qu'une **autoévaluation globale du patient** (échelle visuelle analogique de 0 à 100 mm) reflétant la perception de son état général.

La formule du DAS28 avec la CRP est la suivante :

$$DAS28 = 0{,}56 \times \sqrt{TJC} + 0{,}28 \times \sqrt{SJC} + 0{,}36 \times \ln(CRP + 1) + 0{,}014 \times EVA + 0{,}96$$

L'interprétation se fait selon les seuils suivants :

- **DAS28 < 2,6** : rémission clinique ;
- **2,6 ≤ DAS28 ≤ 3,2** : faible activité de la maladie ;
- **3,2 < DAS28 ≤ 5,1** : activité modérée ;
- **DAS28 > 5,1** : forte activité inflammatoire.

Ce score est réévalué régulièrement afin de suivre la réponse au traitement de fond et de guider les adaptations thérapeutiques. Sa sensibilité aux variations permet de mesurer de manière objective l'efficacité d'une biothérapie ou d'un protocole de rééducation fonctionnelle.

Pour le kinésithérapeute, le DAS28 constitue un repère indirect de l'état inflammatoire global. Une valeur élevée impose une approche douce, centrée sur la gestion de la douleur, la mobilisation passive prudente et le maintien des amplitudes. Lorsque le score diminue, le programme de rééducation s'oriente vers le renforcement musculaire progressif, la récupération fonctionnelle et la rééducation gestuelle.

L'intégration du DAS28 dans le suivi kinésithérapique permet d'objectiver les phases d'activité et de rémission, d'adapter les techniques aux fluctuations biologiques et cliniques et d'assurer la cohérence du traitement global entre le médecin, le kinésithérapeute et le patient.

4.9 Erreurs fréquentes

Le diagnostic et la prise en charge de la polyarthrite rhumatoïde peuvent être retardés ou altérés par plusieurs erreurs cliniques, biologiques ou fonctionnelles. Leur reconnaissance est essentielle pour éviter les complications et garantir une rééducation adaptée dès les premiers stades de la maladie.

1. Confusion avec une arthrose ou une tendinopathie.
La douleur inflammatoire est souvent confondue avec une douleur mécanique, surtout au début de la maladie. Cette erreur conduit à des traitements symptomatiques inadaptés et à un retard de plusieurs mois dans la mise en place d'un traitement de

fond. La raideur matinale prolongée et la symétrie des atteintes doivent toujours faire suspecter une polyarthrite.

2. Sous-estimation des formes débutantes.
Les formes initiales peuvent présenter des symptômes intermittents ou peu intenses. L'absence de déformations visibles ou de marqueurs biologiques très élevés conduit parfois à minimiser la pathologie. Pourtant, l'inflammation synoviale silencieuse peut déjà provoquer des lésions irréversibles. Un suivi rapproché et une imagerie précoce sont indispensables.

3. Mauvaise interprétation du facteur rhumatoïde.
Un facteur rhumatoïde positif ne suffit pas à confirmer la maladie, et un résultat négatif ne l'exclut pas. De nombreux cas séro-négatifs présentent des formes évolutives typiques, souvent confirmées par la positivité des anticorps anti-CCP ou par l'imagerie.

4. Négligence de la dimension systémique.
La polyarthrite n'est pas limitée aux articulations. L'absence de surveillance des organes internes (poumons, cœur, yeux) constitue une erreur fréquente. Les atteintes extra-articulaires doivent être dépistées régulièrement pour prévenir les complications générales.

5. Mobilisations excessives en phase inflammatoire.
En kinésithérapie, une erreur courante consiste à mobiliser une articulation en poussée inflammatoire de manière trop énergique. Cette approche aggrave la douleur et accélère la destruction tissulaire. Les mobilisations doivent rester douces, limitées, et accompagnées de techniques antalgiques ou de drainage.

6. Immobilisation prolongée.
À l'inverse, la peur de déclencher la douleur conduit parfois à un excès de repos. L'immobilité favorise les rétractions, la fonte musculaire et l'enraidissement définitif. Le maintien d'un mouvement doux et régulier reste essentiel, même en période de poussée.

7. Manque de coordination pluridisciplinaire.
L'absence de communication entre le rhumatologue, le kinésithérapeute et le patient retarde souvent l'ajustement thérapeutique. Une prise en charge isolée, sans partage d'informations cliniques et biologiques, limite l'efficacité du traitement global.

8. Absence de suivi fonctionnel.
Certaines prises en charge se concentrent uniquement sur la douleur sans évaluer la fonction. Or, la récupération motrice et la prévention des déformations nécessitent un suivi régulier des amplitudes, de la force musculaire et de la posture.

Éviter ces erreurs suppose une vigilance constante, une observation clinique rigoureuse et une communication fluide entre les intervenants. La précision diagnostique et la qualité du suivi fonctionnel déterminent directement la stabilité articulaire et la qualité de vie à long terme du patient atteint de polyarthrite rhumatoïde.

4.10 Importance du suivi régulier

Le suivi régulier constitue un élément central dans la gestion de la polyarthrite rhumatoïde. Cette maladie évolue par poussées imprévisibles et phases de rémission, rendant indispensable une surveillance clinique et biologique continue pour adapter les traitements et prévenir les destructions articulaires irréversibles.

Les consultations médicales permettent d'évaluer l'activité inflammatoire à l'aide des paramètres cliniques (douleur, gonflement, raideur matinale) et biologiques (VS, CRP, anticorps anti-CCP). L'imagerie périodique, notamment l'échographie et la radiographie, complète cette évaluation en visualisant l'état réel des structures articulaires et la progression des lésions. Un contrôle régulier permet d'ajuster précocement les traitements de fond ou biothérapies avant l'apparition d'un dommage structurel.

Sur le plan kinésithérapique, le suivi régulier est tout aussi essentiel. La rééducation doit s'adapter en permanence à la phase évolutive de la maladie. En période de poussée, le kinésithérapeute privilégie la gestion de la douleur, le drainage et la mobilisation douce sans contrainte. En phase de rémission, le travail se concentre sur la récupération musculaire, la reprogrammation motrice, la correction posturale et le maintien de l'autonomie.

L'observation continue de l'évolution articulaire, musculaire et fonctionnelle permet de détecter les signes précoces de décompensation : perte de mobilité, apparition de compensations posturales, faiblesse musculaire localisée ou modification du schéma moteur. Ces éléments orientent la révision du protocole de soins avant qu'une raideur ou une déformation ne s'installe.

Le suivi pluridisciplinaire renforce la cohérence du traitement. La communication entre le rhumatologue, le kinésithérapeute, le médecin généraliste et, si nécessaire, le diététicien ou le psychologue, assure une approche globale intégrant la douleur, la fatigue, la nutrition et le bien-être général.

Enfin, la régularité du suivi favorise l'adhésion du patient. L'éducation thérapeutique l'aide à comprendre la maladie, à repérer les signes d'alerte et à maintenir une activité adaptée. Une réévaluation fréquente garantit non seulement la stabilité articulaire mais aussi la continuité du mouvement, véritable facteur de prévention du handicap fonctionnel à long terme.

Chapitre 5 : L'évolution de la maladie

5.1 Phases actives et rémissions

L'évolution de la polyarthrite rhumatoïde alterne entre des phases actives, caractérisées par une inflammation intense, et des périodes de rémission, où les symptômes s'atténuent partiellement ou totalement. Cette alternance reflète la dynamique du processus immunitaire et constitue un paramètre essentiel dans la planification du traitement médical et kinésithérapique.

Phase active

Durant la phase active, la synoviale est le siège d'une activité inflammatoire importante. L'articulation devient douloureuse, chaude, gonflée et raide, avec une diminution notable de la mobilité et une fatigue généralisée. Les marqueurs biologiques (VS, CRP) s'élèvent, traduisant une forte activité systémique. Le cartilage et l'os sous-chondral sont exposés à la dégradation enzymatique, augmentant le risque de lésions irréversibles.

Sur le plan fonctionnel, la douleur entraîne une inhibition musculaire réflexe, une perte de force et une diminution des amplitudes articulaires. Le rôle du kinésithérapeute est alors d'agir dans le respect du repos articulaire relatif : mobilisations passives lentes et indolores, drainage, techniques antalgiques et postures de décharge. Les objectifs principaux sont la conservation de la mobilité sans aggraver l'inflammation et la prévention de l'enraidissement capsulaire.

Période de rémission

La rémission se caractérise par la disparition ou la nette réduction des signes inflammatoires. La douleur et la raideur diminuent, la souplesse articulaire s'améliore, et la fonction motrice peut être restaurée. Les marqueurs biologiques se normalisent ou se stabilisent à un niveau bas. Cette période est optimale pour intensifier la rééducation.

Le travail kinésithérapique vise alors le renforcement musculaire progressif, la récupération des amplitudes, la reprogrammation motrice et la correction des compensations acquises pendant la phase active. Les exercices actifs, la proprioception et la rééducation fonctionnelle sont réintroduits de manière encadrée.

Rôle du suivi

Le passage d'une phase à l'autre nécessite une surveillance constante. Le kinésithérapeute doit ajuster la charge de travail selon la tolérance du patient et la présence de signes précurseurs de rechute (douleur nocturne, gonflement, raideur prolongée). L'objectif est de maintenir une activité régulière, adaptée à la phase évolutive, sans jamais provoquer de surcharge.

La distinction claire entre phase active et rémission conditionne la réussite du traitement global. En adaptant la rééducation à ces variations, on assure la préservation du capital articulaire, la continuité du mouvement et la stabilité fonctionnelle à long terme.

5.2 Poussées inflammatoires

Les poussées inflammatoires représentent les épisodes d'activité maximale de la polyarthrite rhumatoïde. Elles traduisent une réactivation du processus auto-immun caractérisé par une prolifération synoviale, une production accrue de liquide articulaire et une libération massive de cytokines pro-inflammatoires. Ces épisodes peuvent survenir spontanément ou être déclenchés par des facteurs physiques, psychologiques ou environnementaux tels que le stress, la fatigue, une infection ou un changement thérapeutique.

Cliniquement, la poussée se manifeste par une douleur articulaire accrue, un gonflement visible, une chaleur locale et une raideur prolongée. Les articulations deviennent sensibles à la palpation et la mobilité est réduite. La fatigue s'intensifie, parfois accompagnée de fièvre modérée et d'un malaise général. Les examens biologiques montrent une élévation de la VS, de la CRP et, dans certains cas, une augmentation du nombre de leucocytes.

Pendant cette phase, la destruction tissulaire s'accélère : la synoviale épaissie envahit le cartilage et l'os sous-chondral, entraînant des érosions et une altération progressive des surfaces articulaires. La prévention de ces dégâts repose sur la réactivité du suivi médical et la modulation immédiate du traitement de fond.

Sur le plan kinésithérapique, la conduite à tenir consiste à respecter le **repos articulaire relatif**. Les mobilisations doivent rester lentes, non douloureuses et limitées à l'amplitude indolore. L'objectif est de maintenir la nutrition articulaire sans stimuler l'inflammation. Les techniques antalgiques (cryothérapie localisée, drainage doux, posture de décharge) sont privilégiées. Toute mobilisation forcée ou travail contre résistance est contre-indiqué.

L'éducation du patient joue un rôle majeur : il doit apprendre à reconnaître les signes précoces de poussée et à adapter ses activités quotidiennes. L'arrêt temporaire des exercices intenses, la gestion du stress et le maintien d'une bonne hydratation contribuent à limiter l'aggravation des symptômes.

Lorsque la phase inflammatoire régresse, la rééducation peut reprendre progressivement pour restaurer la mobilité et la force. Une surveillance attentive du retour de la douleur ou du gonflement guide le rythme de progression. La compréhension du mécanisme des poussées permet au kinésithérapeute d'intervenir au moment approprié, assurant une prise en charge sécurisée et cohérente avec le traitement médical.

5.3 Déformation progressive

La déformation progressive est la conséquence structurelle de l'inflammation chronique non maîtrisée dans la polyarthrite rhumatoïde. L'évolution prolongée des poussées inflammatoires provoque une destruction progressive du cartilage, une érosion osseuse marginale et une atteinte des ligaments et tendons responsables de la stabilité articulaire. Cette cascade aboutit à une modification irréversible de l'architecture articulaire et à une altération durable de la fonction motrice.

Le processus débute au niveau de la **membrane synoviale** qui, en s'épaississant, produit un pannus envahissant le cartilage et l'os sous-jacent. La destruction enzymatique fragilise les structures de soutien et provoque un déséquilibre entre les forces musculaires antagonistes. Ce déséquilibre, combiné à la laxité capsulo-ligamentaire, conduit à des subluxations, des déviations et des déformations caractéristiques.

Les **mains** sont les plus touchées : déviation cubitale des doigts, doigts en col de cygne, en boutonnière ou en maillet, subluxation du poignet avec translation ulnaire du carpe. Les **pieds** présentent souvent une chute des têtes métatarsiennes, des orteils en griffe et un avant-pied élargi, rendant la marche douloureuse et instable. Les **genoux** développent un genu valgum ou varum selon la prédominance des atteintes ligamentaires, tandis que les **épaules et coudes** peuvent présenter une limitation de mobilité et une perte de centrage articulaire.

La progression des déformations dépend de la durée et de l'intensité de l'inflammation ainsi que de la précocité du traitement de fond. Les formes les plus sévères apparaissent chez les patients non suivis régulièrement ou ayant interrompu le traitement.

En kinésithérapie, l'objectif principal est la **prévention**. Les mobilisations passives et actives assistées entretiennent la mobilité et limitent les attitudes vicieuses. Les exercices de renforcement ciblent les muscles stabilisateurs pour rétablir l'équilibre autour des articulations instables. Les postures de repos sont choisies pour maintenir les axes anatomiques et éviter les contractures adaptatives. L'utilisation d'orthèses de repos ou fonctionnelles permet de réduire les contraintes mécaniques et de corriger partiellement les désalignements.

Dans les formes installées, la rééducation vise à préserver la fonction résiduelle, améliorer la préhension et maintenir l'autonomie. Les gestes du quotidien sont rééduqués de manière adaptée à la morphologie déformée, avec recours à des aides techniques si nécessaire.

Le kinésithérapeute joue un rôle essentiel dans la surveillance de l'évolution morphologique. Toute aggravation des axes, perte de stabilité ou apparition d'un déséquilibre musculaire doit être signalée au médecin pour ajustement thérapeutique. Une rééducation continue et prudente permet de ralentir la progression des déformations et de maintenir la fonctionnalité articulaire le plus longtemps possible.

5.4 Raideur et limitation fonctionnelle

La raideur et la limitation fonctionnelle constituent les conséquences mécaniques directes de l'inflammation chronique dans la polyarthrite rhumatoïde. Elles résultent de la fibrose capsulaire, de la rétraction musculaire et de la perte de souplesse tendineuse provoquées par les épisodes inflammatoires répétés. Ces altérations structurales limitent progressivement la liberté de mouvement et compromettent la réalisation des gestes de la vie quotidienne.

La **raideur articulaire** se manifeste par une résistance élastique à la mobilisation, perceptible dès le début du mouvement. Elle est souvent plus marquée le matin ou après une période d'inactivité prolongée. La douleur, le gonflement et la peur du mouvement entretiennent ce phénomène, entraînant un enchaînement de compensation posturale et une restriction progressive des amplitudes. Avec le temps, la capsule articulaire s'épaissit et perd son élasticité, fixant la limitation.

La **limitation fonctionnelle** découle de cette raideur associée à la perte de force musculaire et à la déformation des axes articulaires. Les gestes simples comme ouvrir une bouteille, se coiffer, s'habiller ou marcher sur une longue distance deviennent difficiles. Les membres supérieurs perdent la précision gestuelle, tandis que les membres inférieurs voient leur stabilité et leur endurance diminuer.

La rééducation a pour objectif de **prévenir l'installation des rétractions** et de **maintenir la mobilité articulaire maximale sans déclencher la douleur**. En phase inflammatoire, le travail consiste en mobilisations passives et actives assistées, lentes et de faible amplitude, associées à des techniques antalgiques et de drainage pour limiter la congestion synoviale. En phase stable, le kinésithérapeute met en œuvre des mobilisations globales, des étirements progressifs, un travail proprioceptif et un renforcement musculaire contrôlé.

Les **techniques posturales** jouent un rôle essentiel : les positions de repos doivent être corrigées pour éviter les attitudes vicieuses. Les exercices d'assouplissement actifs, réalisés quotidiennement par le patient, assurent la continuité du mouvement et préviennent la fibrose capsulaire.

Le kinésithérapeute évalue régulièrement les amplitudes articulaires par goniométrie pour objectiver l'évolution. Toute perte de mobilité ou apparition d'une raideur persistante nécessite une adaptation immédiate du protocole. L'objectif fonctionnel demeure la restauration de la fluidité gestuelle et la préservation de l'autonomie, par une mobilisation douce, régulière et respectueuse du rythme inflammatoire.

5.5 Fatigue persistante

La fatigue persistante dans la polyarthrite rhumatoïde est un symptôme constant, indépendant des seules phases de poussée. Elle reflète l'activité inflammatoire chronique, la dérégulation hormonale et l'altération métabolique provoquées par la maladie. Cette fatigue systémique diffère de la simple lassitude : elle s'installe de manière durable, interfère avec la concentration, la coordination et la récupération musculaire, et ne disparaît pas totalement après le repos.

Sur le plan physiopathologique, la production continue de cytokines pro-inflammatoires (IL-1, IL-6, TNF-α) perturbe le métabolisme énergétique, provoquant une diminution de la synthèse d'ATP et une dégradation accrue des protéines musculaires. Cette réponse immunitaire soutenue conduit à une inefficacité du système énergétique cellulaire, expliquant la sensation d'épuisement généralisé. Le cortisol, normalement impliqué dans la régulation de la réponse au stress, devient moins efficace en raison de la résistance des récepteurs, accentuant la fatigue chronique.

Les facteurs mécaniques et psychologiques aggravent cet état. La douleur, la raideur matinale, les troubles du sommeil et l'anxiété liée à la maladie entraînent une perte d'endurance et une diminution de la motivation. La sédentarité imposée par la douleur renforce le déconditionnement musculaire, ce qui augmente à son tour la perception de fatigue lors des activités simples.

Le kinésithérapeute joue un rôle essentiel dans la **gestion active de cette fatigue**. La rééducation doit viser la reprise progressive du mouvement à travers des exercices doux, fractionnés et réguliers. Les exercices isométriques, la marche lente, le travail respiratoire et les mobilisations globales améliorent l'oxygénation tissulaire et la tolérance à l'effort. L'alternance entre effort et repos permet de reprogrammer le rythme énergétique du corps sans provoquer d'épuisement.

Le travail de relaxation et de respiration diaphragmatique aide à rééquilibrer le système neurovégétatif, diminuant la tension musculaire de fond et favorisant la récupération. L'éducation thérapeutique complète cette approche : apprentissage de la gestion de l'énergie, planification des activités, respect des pauses et répartition des tâches physiques.

Une activité physique régulière, adaptée à la phase évolutive de la maladie, reste le moyen le plus efficace pour rompre le cercle vicieux de la fatigue. Elle stimule la circulation, favorise la libération d'endorphines et rétablit un équilibre entre effort et récupération. L'objectif du kinésithérapeute est de maintenir un niveau d'activité compatible avec les capacités du patient, sans majorer la douleur, afin de restaurer la résistance à l'effort et la qualité de vie fonctionnelle à long terme.

5.6 Handicap moteur

Le handicap moteur dans la polyarthrite rhumatoïde résulte de la combinaison des processus inflammatoires chroniques, des déformations articulaires, de la perte musculaire et de la diminution de la coordination motrice. Il s'installe progressivement, altérant la capacité du patient à réaliser les gestes fonctionnels, à maintenir la station debout et à se déplacer de manière autonome.

Sur le plan physiopathologique, l'inflammation répétée provoque une destruction du cartilage et des structures de soutien articulaire, entraînant instabilité, douleur et perte de mobilité. À ces altérations mécaniques s'ajoute la faiblesse musculaire due à la sarcopénie inflammatoire, qui réduit la puissance, la vitesse d'exécution et la stabilité posturale. Les déformations, en modifiant les axes de mouvement, créent des contraintes supplémentaires sur les articulations adjacentes et accélèrent la perte fonctionnelle globale.

Le handicap moteur se manifeste d'abord par des difficultés dans les activités de la vie quotidienne : marche lente, incapacité à porter des charges, troubles de la préhension, fatigue rapide à l'effort. Aux stades plus avancés, il entraîne une dépendance partielle ou totale dans les gestes essentiels, compromettant l'autonomie personnelle et professionnelle.

La rééducation a pour objectif principal de **préserver le potentiel moteur résiduel et de compenser les déficits irréversibles**. Le kinésithérapeute met en place un programme structuré associant :
– mobilisations articulaires douces pour maintenir les amplitudes disponibles ;
– renforcement musculaire ciblé sur les muscles stabilisateurs et antigravitaires ;
– travail d'équilibre et de coordination pour améliorer la sécurité des déplacements ;
– reprogrammation motrice visant à corriger les schémas compensatoires.

L'apprentissage de gestes économes, l'adaptation du rythme d'effort et l'utilisation d'aides techniques (orthèses, cannes, coussins de positionnement) font partie intégrante du processus de rééducation. Les exercices doivent être réguliers, indolores et adaptés à la tolérance articulaire.

Le rôle éducatif du kinésithérapeute est déterminant : il guide le patient dans la gestion du mouvement, l'organisation de l'espace de vie et la prévention des chutes. Le maintien d'une activité physique adaptée, même minimale, reste la clé pour ralentir la progression du handicap moteur et préserver la qualité de vie. Une coordination étroite avec l'équipe médicale et ergothérapique garantit la continuité du soin et la stabilité fonctionnelle à long terme.

5.7 Comorbidités possibles

La polyarthrite rhumatoïde, en tant que maladie systémique auto-immune, s'accompagne fréquemment de comorbidités touchant divers organes et systèmes. Ces atteintes résultent à la fois de l'inflammation chronique, des effets secondaires des traitements et de la sédentarité induite par la douleur. Leur détection précoce et leur prise en charge adaptée conditionnent le pronostic global du patient.

Atteintes cardiovasculaires
Les maladies cardiovasculaires représentent la principale cause de morbidité et de mortalité associée à la polyarthrite rhumatoïde. L'inflammation persistante favorise l'athérosclérose accélérée, la dysfonction endothéliale et les troubles de la coagulation. Le risque d'infarctus du myocarde, d'accident vasculaire cérébral et d'insuffisance cardiaque est significativement augmenté. La surveillance régulière de la tension artérielle, du profil lipidique et de l'activité physique est indispensable.

Atteintes pulmonaires
L'inflammation peut s'étendre au tissu pulmonaire, entraînant une fibrose interstitielle, une pleurésie ou des nodules rhumatoïdes. Certains traitements de fond, notamment le méthotrexate, peuvent majorer ce risque. La dyspnée, la toux sèche et la baisse de la tolérance à l'effort doivent être systématiquement évaluées.

Atteintes osseuses et ostéoporose
La combinaison de l'inflammation, de la corticothérapie prolongée et de la réduction de l'activité physique provoque une perte de densité minérale osseuse. L'ostéoporose favorise les fractures spontanées, en particulier au niveau vertébral et fémoral. La prévention repose sur le renforcement musculaire, la mobilisation en charge contrôlée et l'apport suffisant en calcium et vitamine D.

Atteintes oculaires
La kératoconjonctivite sèche (syndrome de Sjögren secondaire) et la sclérite sont des complications fréquentes. Elles nécessitent un suivi ophtalmologique régulier pour éviter les lésions cornéennes et la baisse de vision.

Atteintes hépatiques et digestives
Les traitements immunosuppresseurs peuvent entraîner une cytolyse hépatique ou une gastrite médicamenteuse. La surveillance biologique et l'adaptation thérapeutique sont indispensables pour prévenir les atteintes hépatiques chroniques.

Atteintes neurologiques et vasculaires périphériques
La compression nerveuse (syndrome du canal carpien) et les neuropathies périphériques peuvent apparaître en raison de la synovite ou des déformations. L'examen neurologique régulier et la rééducation proprioceptive permettent d'en limiter les conséquences fonctionnelles.

Atteintes métaboliques et psychologiques
La sédentarité et la corticothérapie favorisent la prise de poids, le diabète et le syndrome métabolique. Parallèlement, la douleur chronique et la fatigue peuvent conduire à un syndrome anxiodépressif, nécessitant un accompagnement psychologique adapté.

Le kinésithérapeute doit intégrer ces comorbidités dans sa pratique quotidienne. La rééducation doit être individualisée, tenant compte des capacités respiratoires, cardiovasculaires et métaboliques du patient. La surveillance de la tolérance à l'effort, la prévention des chutes, le travail postural et la réactivation musculaire progressive participent à la stabilisation de l'état général. La coordination pluridisciplinaire entre rhumatologue, cardiologue, pneumologue et kinésithérapeute garantit une approche globale et sécurisée du patient atteint de polyarthrite rhumatoïde.

5.8 Impacts psychologiques

Les impacts psychologiques de la polyarthrite rhumatoïde sont considérables et étroitement liés à la chronicité, à la douleur persistante et à la perte d'autonomie progressive. La maladie agit sur plusieurs dimensions : émotionnelle, cognitive, comportementale et sociale. Elle impose une adaptation constante à la douleur, aux fluctuations fonctionnelles et aux contraintes thérapeutiques, ce qui fragilise progressivement l'équilibre psychique du patient.

La **douleur chronique** active en permanence les circuits cérébraux de la vigilance et du stress. Cette stimulation prolongée augmente la production de cortisol et d'adrénaline, entraînant irritabilité, anxiété et troubles du sommeil. À long terme, le système nerveux devient hypersensible aux stimuli nociceptifs, amplifiant la perception douloureuse. Ce phénomène de sensibilisation centrale entretient un cercle vicieux entre douleur et détresse psychologique.

La **fatigue persistante** et la réduction des capacités physiques provoquent une diminution de la motivation, une perte d'intérêt pour les activités quotidiennes et une altération de l'image corporelle. Le sentiment de dépendance, la peur de l'avenir et l'imprévisibilité des poussées peuvent conduire à un état d'anxiété généralisée, voire à un épisode dépressif. La dépression, présente chez près d'un tiers des patients atteints de polyarthrite, aggrave la perception de la douleur et réduit l'adhésion au traitement.

Le **retrait social** est une autre conséquence fréquente. La gêne fonctionnelle, les déformations visibles ou la crainte du jugement entraînent un isolement progressif. Le manque de compréhension de l'entourage accentue ce repli, renforçant la détresse émotionnelle.

Le rôle du kinésithérapeute dépasse la simple rééducation physique. Par son contact régulier avec le patient, il participe activement au **soutien psychologique**. L'écoute, la valorisation des progrès, la réassurance sur la capacité à bouger sans se blesser et la restauration de la confiance corporelle constituent des éléments thérapeutiques à part entière. La rééducation devient un espace de réappropriation du corps et de réduction de la peur du mouvement.

Une collaboration étroite avec le psychologue ou le psychiatre est nécessaire lorsque les signes de dépression ou d'anxiété limitent la progression fonctionnelle. L'intégration d'exercices de respiration, de relaxation et de travail postural aide à rééquilibrer le système nerveux autonome et à diminuer la tension émotionnelle.

L'approche globale corps-esprit, associant mouvement, respiration et parole, permet de stabiliser le terrain psychique et de restaurer la motivation. La prise en charge psychologique, combinée à la rééducation kinésithérapique, contribue directement à la qualité de vie et à la résilience du patient atteint de polyarthrite rhumatoïde.

5.9 Espérance de vie

L'espérance de vie des patients atteints de polyarthrite rhumatoïde s'est nettement améliorée au cours des dernières décennies grâce aux traitements de fond (DMARDs) et aux biothérapies qui permettent de contrôler l'inflammation systémique et de prévenir les complications. Cependant, la maladie reste associée à une **mortalité légèrement supérieure à celle de la population générale**, principalement en raison des comorbidités cardiovasculaires, respiratoires et infectieuses liées à l'inflammation chronique et aux traitements immunosuppresseurs.

Les études épidémiologiques indiquent que, sans prise en charge adaptée, la polyarthrite rhumatoïde peut réduire l'espérance de vie moyenne de 5 à 10 ans. Ce différentiel s'explique par l'inflammation de bas grade persistante, qui accélère l'athérosclérose, fragilise le muscle cardiaque et altère la fonction pulmonaire. L'utilisation prolongée de corticoïdes ou d'immunosuppresseurs peut également augmenter le risque infectieux et métabolique.

L'introduction précoce d'un traitement de fond efficace, associée à un suivi pluridisciplinaire régulier, a considérablement réduit cet écart. Les patients bénéficiant d'une surveillance continue, d'un contrôle strict de l'activité inflammatoire et d'une hygiène de vie adaptée ont aujourd'hui une espérance de vie proche de la normale.

Sur le plan fonctionnel, la **préservation du mouvement** joue un rôle déterminant. L'activité physique adaptée améliore la capacité cardiovasculaire, maintient la masse musculaire et favorise la régulation métabolique. Le kinésithérapeute contribue directement à cette amélioration du pronostic vital en luttant contre la sédentarité, en optimisant la respiration, la posture et la force musculaire.

La prévention des facteurs de risque associés — tabagisme, surpoids, hypertension, sédentarité — est indispensable. L'éducation thérapeutique vise à rendre le patient acteur de sa santé en favorisant l'observance du traitement et la constance dans la rééducation.

L'espérance de vie n'est donc plus strictement limitée par la maladie elle-même, mais par la gestion globale de ses effets systémiques. Une prise en charge précoce, coordonnée et régulière, associée à une activité physique adaptée, permet de maintenir non seulement la durée mais aussi la **qualité de vie** des patients atteints de polyarthrite rhumatoïde.

5.10 Suivi à long terme

Le suivi à long terme de la polyarthrite rhumatoïde repose sur une observation continue, structurée et coordonnée entre les différents intervenants médicaux et paramédicaux. Il vise à contrôler l'activité inflammatoire, à prévenir les déformations articulaires, à maintenir la fonction motrice et à préserver la santé générale du patient.

Le suivi médical régulier permet d'évaluer l'évolution de la maladie grâce à l'examen clinique, aux marqueurs biologiques et à l'imagerie. La surveillance comprend la mesure des douleurs, de la raideur, du nombre d'articulations gonflées, ainsi que le dosage de la VS, de la CRP et des auto-anticorps. Les examens radiographiques et échographiques sont réalisés à intervalles définis pour détecter toute progression des érosions ou modification des axes articulaires. Les bilans complémentaires cardiologiques, pulmonaires, ophtalmologiques et hépatiques sont nécessaires pour dépister les atteintes systémiques et les effets indésirables des traitements.

La rééducation kinésithérapique s'inscrit dans la durée. Le kinésithérapeute adapte les séances selon l'état inflammatoire et les capacités fonctionnelles du patient. Les mobilisations passives et actives assistées entretiennent la mobilité, limitent les rétractions capsulaires et préviennent les attitudes vicieuses. Le renforcement musculaire progressif et la stimulation proprioceptive maintiennent la stabilité et la coordination. La rééducation respiratoire et posturale complète ce travail pour préserver la souplesse du tronc et la capacité d'effort.

L'éducation thérapeutique fait partie intégrante du suivi. Le patient apprend à reconnaître les signes d'aggravation, à gérer son niveau d'activité et à adapter son rythme de vie. Il comprend l'importance de l'observance thérapeutique, de la régularité des séances et de l'activité physique adaptée. Cette approche favorise l'autonomie, réduit les complications et améliore la gestion quotidienne de la maladie.

Le kinésithérapeute joue également un rôle de prévention. Il veille à la bonne ergonomie des gestes, à la répartition des efforts, à la correction des postures et à la prévention des chutes. La surveillance de la force, des amplitudes et de la posture permet d'ajuster en permanence le programme de soins.

Le suivi à long terme exige une coordination entre le rhumatologue, le kinésithérapeute, l'ergothérapeute, le médecin généraliste et les autres spécialistes impliqués. Cette collaboration garantit une continuité de prise en charge et une adaptation constante des traitements médicaux et fonctionnels.

Le maintien du mouvement, de la force et de la mobilité articulaire reste la priorité dans la durée. Une rééducation régulière, associée à une surveillance médicale étroite, assure la stabilité de la maladie et la conservation des capacités physiques et sociales du patient.

PARTIE II – LES TRAITEMENTS MÉDICAUX ET KINÉSITHÉRAPIQUES

Chapitre 6 : Les traitements médicaux

6.1 Anti-inflammatoires

Les anti-inflammatoires non stéroïdiens (AINS) constituent le traitement symptomatique de première intention dans la polyarthrite rhumatoïde. Leur objectif est de réduire la douleur, la chaleur, le gonflement et la raideur articulaire liés à l'inflammation synoviale. Ils agissent par inhibition des enzymes cyclo-oxygénases (COX-1 et COX-2), responsables de la synthèse des prostaglandines, médiateurs clés du processus inflammatoire.

Les AINS les plus utilisés sont l'ibuprofène, le naproxène, le diclofénac, le kétoprofène et le célécoxib. Le choix de la molécule dépend du profil du patient, de la tolérance digestive, hépatique et rénale, ainsi que du risque cardiovasculaire. Leur action est rapide mais transitoire : ils ne modifient pas l'évolution de la maladie et doivent toujours être associés à un traitement de fond (DMARD ou biothérapie) destiné à contrôler l'inflammation chronique.

Les effets secondaires potentiels imposent une surveillance médicale stricte. Les principaux risques sont les gastrites, ulcères, hémorragies digestives, insuffisances rénales fonctionnelles et troubles cardiovasculaires. La co-prescription d'un inhibiteur de la pompe à protons est souvent recommandée pour limiter l'irritation gastrique. Les AINS sont contre-indiqués chez les patients présentant un antécédent d'ulcère ou une pathologie rénale évolutive.

L'administration peut être continue pendant les phases de poussée ou ponctuelle selon la douleur. L'efficacité est évaluée sur la diminution de la douleur, la réduction du gonflement et l'amélioration de la mobilité articulaire.

Le kinésithérapeute prend en compte les effets des AINS lors de la rééducation. Leur utilisation peut améliorer la tolérance à la mobilisation et faciliter le travail articulaire, mais elle peut aussi masquer partiellement la douleur, rendant nécessaire une vigilance accrue pour éviter la surcharge mécanique. Les mobilisations doivent rester progressives, sans dépasser le seuil physiologique de résistance tissulaire.

L'association des AINS à une rééducation adaptée optimise la récupération fonctionnelle : les médicaments contrôlent la douleur et l'inflammation, tandis que le mouvement entretient la nutrition articulaire et la stabilité musculaire. Cette complémentarité permet de restaurer la mobilité sans aggraver les lésions et constitue une base essentielle du traitement intégré de la polyarthrite rhumatoïde.

6.2 Corticoïdes

Les corticoïdes occupent une place importante dans le traitement de la polyarthrite rhumatoïde en raison de leur action anti-inflammatoire et immunomodulatrice puissante. Ils agissent rapidement sur la douleur, la raideur matinale et le gonflement articulaire, en bloquant la libération des cytokines pro-inflammatoires (IL-1, IL-6, TNF-α) et en inhibant la migration des cellules immunitaires vers la synoviale. Leur effet se manifeste dès les premiers jours de traitement, ce qui en fait une option thérapeutique efficace lors des poussées aiguës.

Les corticoïdes les plus fréquemment utilisés sont la prednisone et la méthylprednisolone. Ils peuvent être administrés par voie orale, injectable ou en infiltration intra-articulaire. En traitement général, les doses initiales sont modérées (5 à 15 mg/jour) puis progressivement réduites pour atteindre la dose minimale efficace. L'objectif est d'obtenir un soulagement rapide sans provoquer de dépendance ou d'effets indésirables à long terme.

L'utilisation prolongée des corticoïdes expose à des complications métaboliques et musculosquelettiques. Les principaux risques sont l'ostéoporose, la fonte musculaire, la rétention hydrosodée, l'hypertension artérielle, l'hyperglycémie, la fragilité cutanée et la susceptibilité accrue aux infections. Une supplémentation en calcium et vitamine D, associée à un suivi régulier de la densité osseuse, est indispensable chez les patients sous corticothérapie prolongée.

Les infiltrations locales de corticoïdes constituent une alternative ciblée permettant de traiter une articulation particulièrement douloureuse sans augmenter la dose systémique. Elles réduisent efficacement la synovite et permettent une reprise plus rapide du travail fonctionnel, mais leur fréquence doit rester limitée pour éviter les risques de fragilisation tendineuse et de nécrose osseuse locale.

Dans le cadre de la rééducation, le kinésithérapeute adapte le protocole selon le stade du traitement corticoïde. En phase aiguë, l'amélioration rapide de la douleur facilite les mobilisations passives et actives assistées. Cependant, la diminution de la résistance tissulaire et le risque d'ostéoporose imposent une extrême prudence dans les exercices en charge. Le travail musculaire doit être progressif, orienté vers le renforcement doux et la stabilisation articulaire sans contrainte excessive.

La coordination entre le rhumatologue et le kinésithérapeute est essentielle pour assurer la sécurité du patient. Le traitement corticoïde permet de maîtriser l'inflammation, mais seule la rééducation régulière maintient la mobilité, la force et la fonction articulaire. L'équilibre entre contrôle médical et mouvement adapté constitue la base d'un suivi efficace et durable.

6.3 Méthotrexate et DMARDs

Le méthotrexate et les autres DMARDs (Disease Modifying Anti-Rheumatic Drugs) constituent la base du traitement de fond de la polyarthrite rhumatoïde. Leur objectif est de contrôler l'activité inflammatoire, de freiner la progression des lésions articulaires et de prévenir les déformations irréversibles. Contrairement aux anti-inflammatoires et aux corticoïdes, qui agissent sur les symptômes, les DMARDs modifient le cours évolutif de la maladie en ciblant le mécanisme immunitaire sous-jacent.

Le **méthotrexate** est le traitement de référence. Il s'agit d'un antimetabolite qui inhibe la synthèse de l'acide folique et réduit la prolifération des lymphocytes activés responsables de la destruction synoviale. Il est administré une fois par semaine, par voie orale ou injectable, à une dose initiale de 7,5 à 25 mg selon la tolérance. Ses effets apparaissent progressivement après quatre à huit semaines. Une supplémentation systématique en acide folinique ou folique est prescrite pour limiter les effets secondaires.

Les autres DMARDs classiques incluent la **sulfasalazine**, la **léflunomide** et l'**hydroxychloroquine**. Ces médicaments peuvent être utilisés seuls ou en association avec le méthotrexate dans les formes plus actives. Leur action commune vise à réduire la prolifération synoviale, l'activation lymphocytaire et la production de cytokines pro-inflammatoires.

Une surveillance médicale étroite est indispensable, car ces traitements exposent à des effets indésirables potentiels : cytolyse hépatique, myélosuppression, ulcérations buccales, troubles gastro-intestinaux ou atteintes pulmonaires. Des bilans sanguins réguliers (hémogramme, transaminases, créatinine) sont obligatoires pour ajuster la dose et prévenir les complications.

L'efficacité du méthotrexate et des DMARDs se mesure à la diminution du score DAS28, à la réduction du nombre d'articulations douloureuses et gonflées, ainsi qu'à la normalisation des marqueurs biologiques (VS et CRP). Lorsque ces paramètres s'améliorent, la rééducation peut être intensifiée pour restaurer la force musculaire et la fonction articulaire.

Pour le kinésithérapeute, la connaissance du traitement de fond est essentielle afin d'adapter la rééducation au rythme d'amélioration du patient. Pendant les premières semaines, la fatigue et les effets secondaires peuvent limiter la tolérance à l'effort. Lorsque l'état général se stabilise, le travail de renforcement, d'endurance et de coordination devient prioritaire.

L'association du traitement médicamenteux de fond à une rééducation régulière et personnalisée constitue la stratégie la plus efficace pour maintenir la mobilité, prévenir le handicap et assurer une qualité de vie durable chez le patient atteint de polyarthrite rhumatoïde.

6.4 Biothérapies

Les biothérapies représentent une avancée majeure dans le traitement de la polyarthrite rhumatoïde. Elles ciblent spécifiquement les mécanismes immunitaires responsables de l'inflammation chronique et de la destruction articulaire. Ces médicaments sont indiqués lorsque les traitements de fond classiques, notamment le méthotrexate, ne permettent pas de contrôler efficacement la maladie ou provoquent des effets secondaires limitants.

Les biothérapies agissent en neutralisant certaines **cytokines pro-inflammatoires** ou en inhibant l'activation des **cellules immunitaires** impliquées dans le processus auto-immun. On distingue plusieurs classes principales :

– **Anti-TNFα (facteur de nécrose tumorale alpha)** : infliximab, adalimumab, etanercept, certolizumab et golimumab. Ces agents bloquent le TNFα, cytokine clé de l'inflammation synoviale, réduisant la douleur, le gonflement et la progression des érosions.
– **Anti-IL-6** : tocilizumab et sarilumab, qui inhibent l'action de l'interleukine-6, responsable de la fièvre, de la fatigue et de l'augmentation de la CRP.
– **Anti-CD20** : rituximab, qui détruit les lymphocytes B producteurs d'auto-anticorps.
– **Inhibiteurs de la co-stimulation des lymphocytes T** : abatacept, qui empêche l'activation anormale du système immunitaire.
– **Inhibiteurs de JAK (Janus Kinase)** : tofacitinib, baricitinib et upadacitinib, administrés par voie orale, qui bloquent la transmission intracellulaire du signal inflammatoire.

Ces traitements sont administrés par injection sous-cutanée, perfusion intraveineuse ou voie orale selon la molécule. Leur efficacité est souvent visible dès les premières semaines, avec une diminution notable des douleurs, de la raideur et de la fatigue.

La biothérapie nécessite une surveillance rigoureuse, car elle modifie profondément la réponse immunitaire. Les risques principaux sont les infections opportunistes (tuberculose, zona, pneumonie), les réactions allergiques et les anomalies biologiques (cytolyse hépatique, leucopénie). Un dépistage de la tuberculose et des hépatites est systématiquement réalisé avant le début du traitement.

Le rôle du kinésithérapeute est d'intégrer la phase d'amélioration clinique dans la planification de la rééducation. Lorsque la biothérapie stabilise l'inflammation, la récupération fonctionnelle devient prioritaire. Le travail articulaire peut être intensifié progressivement pour restaurer les amplitudes, la force musculaire et la coordination.

Cependant, la prudence reste nécessaire : la diminution de la douleur ne doit pas conduire à une surcharge mécanique prématurée.

L'efficacité des biothérapies se mesure à la réduction du score DAS28, à la reprise de l'activité physique et à l'amélioration de la qualité de vie. Le suivi pluridisciplinaire entre rhumatologue et kinésithérapeute garantit un ajustement précis des soins. La combinaison d'un traitement immunologique ciblé et d'une rééducation structurée assure le meilleur pronostic fonctionnel et ralentit significativement l'évolution destructrice de la polyarthrite rhumatoïde.

6.5 Analgésiques

Les analgésiques occupent une place complémentaire dans la prise en charge de la polyarthrite rhumatoïde. Leur rôle est de réduire la douleur articulaire et musculaire, sans agir directement sur l'inflammation ou sur la progression de la maladie. Ils améliorent la tolérance à l'effort, facilitent la rééducation et contribuent au maintien de la qualité de vie.

Le médicament de référence est le **paracétamol**, utilisé en première intention pour son efficacité antalgique et sa bonne tolérance. Il agit sur le système nerveux central en modulant la perception de la douleur. Sa posologie doit rester inférieure à 4 g par jour pour éviter le risque d'hépatotoxicité. Il est particulièrement utile dans les phases où l'inflammation est maîtrisée mais où persiste une douleur résiduelle.

Les **antalgiques opioïdes faibles**, tels que le tramadol ou la codéine, peuvent être prescrits lorsque le paracétamol est insuffisant. Ils agissent sur les récepteurs morphiniques du système nerveux central pour diminuer la transmission des signaux douloureux. Leur utilisation doit être prudente en raison des effets secondaires possibles : somnolence, nausées, constipation et risque de dépendance en cas d'usage prolongé.

Dans les formes sévères, lorsque la douleur devient résistante, le recours aux **opioïdes forts** (morphine, oxycodone) peut être envisagé sous stricte surveillance médicale. Ce type de traitement est réservé aux douleurs chroniques intenses non contrôlées par les autres approches.

L'association des analgésiques à la kinésithérapie permet d'optimiser les résultats fonctionnels. La diminution de la douleur facilite les mobilisations, améliore la participation du patient et favorise la reprise du mouvement. Cependant, l'effet antalgique ne doit pas conduire à dépasser les limites mécaniques ou à forcer une articulation fragilisée. Le kinésithérapeute adapte l'intensité du travail en fonction de la tolérance réelle du patient, et non uniquement sur la base du confort temporaire apporté par le médicament.

Les **techniques non pharmacologiques** complètent le traitement : TENS, thermothérapie, cryothérapie, massage, étirements doux et relaxation musculaire. Ces approches renforcent l'efficacité des analgésiques tout en réduisant les doses médicamenteuses nécessaires.

L'utilisation raisonnée des analgésiques, intégrée à un programme de soins global, permet de contrôler la douleur tout en maintenant la mobilité et la fonction. Le soulagement obtenu crée un contexte favorable à la rééducation, à la récupération musculaire et à la réadaptation du patient à l'activité physique quotidienne.

6.6 Traitements locaux

Les traitements locaux dans la polyarthrite rhumatoïde ont pour objectif de soulager l'inflammation et la douleur dans une articulation ou une région corporelle spécifique sans provoquer d'effets systémiques importants. Ils constituent un complément essentiel aux traitements de fond et aux biothérapies, particulièrement dans les formes localisées ou lors des poussées articulaires isolées.

Les **infiltrations intra-articulaires de corticoïdes** représentent la méthode locale la plus utilisée. Elles permettent de réduire rapidement la synovite, de diminuer la douleur et de restaurer la mobilité. L'injection est réalisée sous contrôle médical, parfois guidée par échographie pour une précision optimale. Leur effet apparaît en quelques jours et peut durer plusieurs semaines à plusieurs mois. Leur fréquence doit être limitée pour éviter la fragilisation tendineuse, l'atrophie cutanée et les lésions cartilagineuses. Ces infiltrations sont particulièrement indiquées au niveau des genoux, poignets, épaules et chevilles.

Les **infiltrations périarticulaires ou tendineuses** sont indiquées lorsque l'inflammation touche les gaines tendineuses (ténosynovites). Elles soulagent les douleurs mécaniques secondaires à la friction et facilitent la rééducation.

Les **traitements topiques** à base d'anti-inflammatoires non stéroïdiens (gels, crèmes, patchs) apportent un effet antalgique localisé, utile pour les articulations superficielles comme les mains ou les genoux. Leur pénétration limitée ne permet pas de traiter une synovite profonde, mais leur utilisation régulière diminue l'inconfort articulaire et améliore la tolérance à la mobilisation.

La **cryothérapie locale** est également efficace dans les phases inflammatoires aiguës. L'application de froid réduit la vasodilatation, la production de liquide synovial et la conduction nerveuse de la douleur. À l'inverse, la **thermothérapie douce** (compresses tièdes, bains chauds) est indiquée lors des périodes de raideur sans inflammation active afin d'assouplir les tissus et de préparer les articulations à la mobilisation.

Le **drainage manuel** pratiqué par le kinésithérapeute complète ces approches en facilitant la résorption de l'œdème et la décongestion des tissus périarticulaires. Ces techniques améliorent le confort, restaurent la fluidité articulaire et limitent la fibrose capsulaire.

L'efficacité des traitements locaux dépend de leur intégration dans une stratégie globale. Le contrôle ciblé de l'inflammation par infiltrations, combiné à la rééducation douce, favorise la récupération fonctionnelle rapide. Le kinésithérapeute adapte la fréquence et l'intensité des exercices selon la réponse au traitement local afin d'éviter toute surcharge mécanique.

Ces interventions, lorsqu'elles sont bien coordonnées entre le médecin et le kinésithérapeute, permettent de stabiliser la maladie au niveau local, de maintenir la mobilité et d'assurer une reprise progressive de l'activité sans douleur.

6.7 Infiltrations articulaires

Les infiltrations articulaires occupent une place importante dans le traitement local de la polyarthrite rhumatoïde. Elles permettent de cibler directement les articulations enflammées afin de réduire rapidement la douleur, le gonflement et la raideur. Leur action vise à interrompre le cercle inflammatoire local et à restaurer les conditions nécessaires à la mobilité.

L'infiltration consiste en l'injection intra-articulaire d'un **corticoïde retard** (acétate de prednisolone, triamcinolone, bétaméthasone ou méthylprednisolone). Ces substances exercent un effet anti-inflammatoire puissant en inhibant la production des cytokines et en réduisant la prolifération synoviale. L'effet est généralement observable en 24 à 72 heures et peut se prolonger plusieurs semaines selon la molécule utilisée et la gravité de la synovite.

Les infiltrations sont indiquées dans plusieurs situations :
– poussée localisée résistante au traitement général ;
– douleur persistante empêchant la rééducation ;
– synovite chronique avec épanchement récurrent ;
– limitation fonctionnelle liée à un blocage mécanique inflammatoire.

Elles peuvent être réalisées sous **guidage échographique**, ce qui améliore la précision du geste et réduit le risque d'injection extra-articulaire. L'évacuation préalable du liquide synovial permet d'optimiser l'effet du produit et de diminuer la pression intra-articulaire.

Certaines précautions sont indispensables : limiter le nombre d'infiltrations sur une même articulation (généralement trois par an), éviter les articulations déjà fragilisées par une destruction osseuse avancée, et respecter les contre-indications comme l'infection locale ou systémique, les troubles de la coagulation et les allergies aux corticoïdes.

Les effets secondaires locaux possibles sont rares mais doivent être surveillés : réaction douloureuse transitoire post-injection, dépigmentation cutanée, atrophie sous-cutanée, ou exceptionnellement infection articulaire (arthrite septique).

Sur le plan fonctionnel, les infiltrations facilitent considérablement le travail kinésithérapique. La réduction de la douleur et du gonflement permet la reprise rapide des mobilisations passives et actives assistées. Le kinésithérapeute intervient généralement après un délai de 24 à 48 heures pour permettre la répartition homogène du produit et éviter toute irritation locale.

La rééducation post-infiltration se concentre sur la récupération de l'amplitude, la réactivation musculaire et la correction des compensations acquises durant la période douloureuse. L'objectif est de consolider le bénéfice de l'infiltration par un mouvement doux, régulier et contrôlé.

Les infiltrations articulaires ne constituent pas un traitement de fond, mais elles apportent un soutien ponctuel efficace lorsqu'elles sont intégrées à une stratégie thérapeutique globale. Leur efficacité dépend de la précision du geste, du respect des indications et de la continuité du suivi kinésithérapique.

6.8 Effets secondaires

Les traitements utilisés dans la polyarthrite rhumatoïde, bien qu'efficaces pour contrôler l'inflammation et prévenir les destructions articulaires, exposent à des effets secondaires parfois significatifs. Leur identification et leur surveillance régulière sont indispensables pour garantir la sécurité du patient et adapter la rééducation en conséquence. Les effets indésirables varient selon la classe thérapeutique, la durée du traitement et l'état général du patient.

Anti-inflammatoires non stéroïdiens (AINS)
Les AINS peuvent provoquer des irritations gastriques, des ulcères, des hémorragies digestives, une rétention hydrosodée et des atteintes rénales fonctionnelles. Chez certains patients, ils augmentent le risque d'hypertension artérielle ou d'événement cardiovasculaire. Le kinésithérapeute doit rester attentif à la fatigue, à la pâleur ou aux vertiges pouvant traduire une anémie liée à une hémorragie occulte.

Corticoïdes
L'usage prolongé entraîne des effets métaboliques notables : ostéoporose, fonte musculaire, prise de poids, hyperglycémie, fragilité cutanée, hypertension et diminution de l'immunité. Le risque infectieux est majoré, ce qui impose d'éviter les techniques invasives en période de traitement intensif. La rééducation doit privilégier le renforcement musculaire progressif et la prévention de la déminéralisation osseuse.

Méthotrexate et autres DMARDs
Ces traitements exposent à des cytolyses hépatiques, des troubles digestifs, des ulcérations buccales et une myélosuppression (anémie, leucopénie, thrombopénie). Des bilans biologiques mensuels sont nécessaires. En présence d'une fatigue excessive ou d'un essoufflement inhabituel, le kinésithérapeute doit alerter le médecin. L'activité

physique douce, bien tolérée, contribue à limiter la fonte musculaire et à améliorer la tolérance générale.

Biothérapies
Le principal risque est infectieux, notamment la réactivation de la tuberculose ou d'hépatites virales. D'autres effets possibles incluent les réactions allergiques, les cytopénies et les atteintes hépatiques. Le kinésithérapeute adapte la fréquence des séances en cas de fièvre, d'épuisement ou de douleur diffuse, qui peuvent signaler une complication systémique.

Infiltrations locales
Elles peuvent provoquer des douleurs post-injection, une dépigmentation ou une atrophie cutanée. Les complications infectieuses sont rares mais nécessitent une prise en charge immédiate. Le repos relatif des articulations infiltrées pendant 24 à 48 heures est recommandé avant toute mobilisation.

La connaissance de ces effets secondaires permet au kinésithérapeute d'adapter la prise en charge fonctionnelle en toute sécurité. Une communication constante avec le médecin traitant est essentielle pour ajuster le rythme, la durée et l'intensité de la rééducation selon la tolérance et la condition clinique du patient. L'objectif reste d'assurer la continuité du mouvement sans aggraver les effets indésirables liés au traitement médicamenteux.

6.9 Ajustement du traitement

L'ajustement du traitement dans la polyarthrite rhumatoïde repose sur l'évaluation régulière de l'activité inflammatoire, de la tolérance médicamenteuse et de la réponse clinique du patient. Cette adaptation continue permet d'obtenir un équilibre optimal entre efficacité thérapeutique et sécurité d'utilisation, tout en limitant les effets secondaires à long terme.

Le **rhumatologue** ajuste les traitements selon les résultats cliniques (douleur, gonflement, raideur matinale), biologiques (VS, CRP, anticorps anti-CCP) et radiologiques. L'objectif thérapeutique est la rémission ou, à défaut, une activité minimale de la maladie. En cas de réponse insuffisante, le schéma thérapeutique est modifié progressivement : augmentation des doses du traitement de fond, association de plusieurs DMARDs, ou introduction d'une biothérapie ciblée.

Lorsque la maladie est bien contrôlée, une **réduction progressive des doses** peut être envisagée pour limiter les effets indésirables. Cette diminution se fait toujours sous surveillance médicale rapprochée afin d'éviter les rechutes. L'arrêt complet d'un traitement de fond n'est pas recommandé sans avis spécialisé, car le risque de réactivation de la maladie reste élevé.

Les **corticoïdes** sont ajustés avec prudence. Leur réduction doit être progressive afin d'éviter un rebond inflammatoire ou une insuffisance surrénalienne secondaire. L'objectif est de maintenir la plus petite dose efficace, associée à un travail régulier de renforcement musculaire et à une prévention active de l'ostéoporose.

En cas d'intolérance ou d'effets indésirables sévères (cytolyse hépatique, cytopénie, infection), le traitement est suspendu temporairement et remplacé par une alternative adaptée. L'évaluation de la tolérance se base sur les bilans biologiques réguliers et l'observation des signes cliniques.

Le **kinésithérapeute** joue un rôle complémentaire dans cette phase d'ajustement. Son suivi rapproché du patient lui permet d'identifier rapidement toute modification du comportement articulaire, de la fatigue ou de la douleur. Ces informations sont transmises au médecin pour réévaluation. Lors d'un changement thérapeutique, la rééducation est réadaptée selon la tolérance : mobilisations douces pendant les phases de transition, renforcement progressif lors de l'amélioration.

L'ajustement thérapeutique nécessite une communication constante entre le patient, le rhumatologue et le kinésithérapeute. Cette collaboration garantit une stabilisation durable de la maladie, une réduction du risque de poussées et le maintien des fonctions articulaires dans le cadre d'un suivi cohérent et personnalisé.

6.10 Importance du suivi pluridisciplinaire

La prise en charge efficace de la polyarthrite rhumatoïde repose sur une approche pluridisciplinaire coordonnée. La complexité de la maladie, qui associe inflammation articulaire, atteintes systémiques et répercussions psychologiques, exige la collaboration constante de plusieurs professionnels de santé afin d'assurer un contrôle global et durable de la pathologie.

Le **rhumatologue** demeure le coordinateur principal du traitement médical. Il évalue l'activité inflammatoire, ajuste les traitements de fond, prescrit les biothérapies et assure la surveillance des effets secondaires. Son rôle est d'assurer la stabilité biologique et radiologique de la maladie, condition préalable à toute progression fonctionnelle.

Le **kinésithérapeute** intervient dans la gestion du mouvement et la prévention du handicap. Il entretient la mobilité, renforce la musculature, corrige les compensations posturales et maintient la fonction articulaire. Sa présence régulière auprès du patient lui permet de détecter précocement les signes de rechute ou de dégradation fonctionnelle et de transmettre ces informations au médecin.

L'**ergothérapeute** complète cette action en adaptant le poste de travail, l'environnement domestique et les gestes de la vie quotidienne. Il propose des aides techniques pour réduire les contraintes mécaniques sur les articulations fragilisées et favoriser l'autonomie.

Le **médecin généraliste** assure la continuité du suivi global. Il surveille les comorbidités cardiovasculaires, métaboliques et infectieuses, gère la vaccination et la prévention des effets indésirables liés aux traitements.

Le **diététicien** intervient dans l'équilibre nutritionnel. Il adapte l'alimentation pour limiter l'inflammation, prévenir la prise de poids induite par la corticothérapie et renforcer la santé osseuse et musculaire.

Le **psychologue** ou le **psychiatre** joue un rôle dans la prise en charge de l'anxiété, de la dépression et de la fatigue émotionnelle associées à la douleur chronique et à la perte d'autonomie. Un soutien psychologique favorise l'adhésion au traitement et améliore la qualité de vie.

La **coordination entre ces intervenants** est essentielle. Les échanges d'informations permettent d'ajuster simultanément les traitements médicamenteux, la rééducation, l'alimentation et le soutien psychologique. Cette cohérence évite les redondances, prévient les erreurs thérapeutiques et garantit une approche centrée sur le patient.

Le suivi pluridisciplinaire transforme la prise en charge de la polyarthrite rhumatoïde en un processus continu et interactif. Il associe contrôle médical, mouvement, éducation, nutrition et soutien moral dans un objectif commun : stabiliser la maladie, préserver la mobilité et maintenir une qualité de vie fonctionnelle à long terme.

Chapitre 7 : Le rôle du kinésithérapeute

7.1 Évaluation initiale

L'évaluation initiale constitue l'étape fondamentale de la prise en charge kinésithérapique d'un patient atteint de polyarthrite rhumatoïde. Elle permet d'établir un diagnostic fonctionnel précis, d'identifier les priorités thérapeutiques et de définir les objectifs réalistes de rééducation. Cet examen doit être rigoureux, complet et reproductible afin de suivre l'évolution du patient tout au long du traitement.

L'évaluation débute par un **entretien détaillé** permettant de recueillir les informations essentielles : antécédents médicaux, ancienneté de la maladie, traitements en cours, fréquence des poussées, zones les plus douloureuses, degré de fatigue et limitations dans les activités quotidiennes. Le kinésithérapeute analyse également le retentissement psychologique, la qualité du sommeil et le niveau de motivation, éléments influençant la participation active du patient.

L'examen clinique se poursuit par une **observation statique et dynamique**. Le praticien évalue la posture, l'alignement segmentaire, la symétrie des membres et la présence de déformations articulaires typiques (doigts en col de cygne, déviation cubitale, genu valgum, affaissement du médio-pied). La marche, la préhension et les gestes de la vie quotidienne sont observés pour détecter les compensations motrices et les attitudes d'évitement.

La **palpation** et la **mesure des amplitudes articulaires** permettent de repérer les zones de douleur, de gonflement ou de chaleur, ainsi que la limitation des mouvements. Les goniométries sont systématiquement notées pour servir de référence dans le suivi. La **force musculaire** est évaluée selon l'échelle de cotation de 0 à 5, en tenant compte de la douleur et de la fatigabilité. L'équilibre, la coordination et la proprioception sont également testés pour déterminer les risques de chute et de perte fonctionnelle.

L'évaluation fonctionnelle inclut l'analyse des **gestes quotidiens** : habillage, toilette, préhension fine, station debout, montée d'escaliers, port de charge. Ces éléments permettent d'établir le lien entre les déficits articulaires et les difficultés concrètes du patient.

Enfin, le kinésithérapeute détermine le **stade évolutif** de la maladie : phase inflammatoire aiguë, phase subaiguë ou période de rémission. Ce paramètre conditionne l'intensité et la nature des techniques à appliquer.

Les données recueillies sont consignées dans un **bilan kinésithérapique initial** structuré, comprenant la description des déficiences (mobilité, force, posture), des limitations d'activité et des restrictions de participation. Ce bilan sert de base à l'élaboration du programme personnalisé de rééducation, dont les objectifs seront régulièrement réévalués pour s'adapter à l'évolution clinique et fonctionnelle du patient.

7.2 Objectifs de la rééducation

Les objectifs de la rééducation dans la polyarthrite rhumatoïde visent à préserver la mobilité, limiter les déformations, maintenir la force musculaire, améliorer la fonction articulaire et conserver l'autonomie. Ils sont définis en fonction du stade évolutif de la maladie, de l'état général du patient et de ses besoins quotidiens. La rééducation doit s'inscrire dans une stratégie globale, coordonnée avec le traitement médical, en respectant la variabilité de la douleur et des phases inflammatoires.

1. Préservation et entretien de la mobilité articulaire
La mobilité doit être entretenue dès le début de la prise en charge pour éviter la fibrose capsulaire et les rétractions tendineuses. L'objectif est de conserver les amplitudes physiologiques par des mobilisations passives, actives assistées ou actives selon la tolérance. Ces mobilisations assurent la lubrification synoviale, stimulent la nutrition du cartilage et préviennent les raideurs chroniques.

2. Prévention des déformations et correction des attitudes vicieuses
Les déformations articulaires sont la conséquence directe de la laxité capsulaire et des déséquilibres musculaires. La rééducation vise à maintenir les axes anatomiques corrects par le renforcement des muscles stabilisateurs, l'utilisation de postures

adaptées et le port d'orthèses de repos. Le kinésithérapeute veille à l'enseignement des positions fonctionnelles de repos et des gestes protecteurs.

3. Renforcement musculaire et entretien de la stabilité
L'inflammation et la douleur entraînent une inhibition réflexe et une fonte musculaire rapide. Le renforcement doit être progressif, indolore et axé sur la stabilité articulaire. Les exercices isométriques sont privilégiés en phase inflammatoire, puis relayés par un travail concentrique et excentrique léger en période de rémission. L'objectif est de restaurer l'efficacité musculaire et la coordination motrice sans provoquer de surcharge.

4. Amélioration de la fonction et de l'autonomie
Chaque programme de rééducation doit viser la récupération des gestes essentiels : marche, préhension, lever, habillage, soins personnels. La rééducation fonctionnelle reproduit les activités réelles du patient pour renforcer la continuité entre le travail au cabinet et la vie quotidienne.

5. Gestion de la douleur et adaptation au mouvement
L'éducation du patient à reconnaître la douleur inflammatoire et à adapter son activité est un objectif central. Le kinésithérapeute enseigne les techniques d'auto-entretien, de relaxation musculaire et de respiration diaphragmatique pour améliorer la tolérance à l'effort et réduire la peur du mouvement.

6. Maintien de la qualité de vie et prévention du handicap
L'entretien d'une activité physique régulière adaptée (marche lente, natation douce, gymnastique en décharge) permet de préserver les capacités cardio-respiratoires et la santé générale. La rééducation vise à maintenir l'autonomie à long terme, à prévenir la dépendance et à favoriser la participation sociale et professionnelle.

Les objectifs sont régulièrement réévalués en fonction de l'évolution clinique. Chaque amélioration, même partielle, doit être consolidée pour garantir la continuité du mouvement et la stabilité fonctionnelle durable du patient atteint de polyarthrite rhumatoïde.

7.3 Mobilisation douce

La mobilisation douce est l'un des fondements de la rééducation dans la polyarthrite rhumatoïde. Elle vise à entretenir la mobilité articulaire, à prévenir les raideurs et à maintenir la trophicité des tissus sans aggraver l'inflammation ni déclencher de douleur. Elle s'applique à toutes les phases évolutives de la maladie, mais sa technique et son intensité varient selon le stade inflammatoire.

Principes généraux
La mobilisation doit être lente, fluide et respectueuse des amplitudes tolérées. Tout mouvement doit rester indolore. Le kinésithérapeute recherche la sensation de fin de

course élastique sans forcer la capsule. Le rythme est régulier, avec des temps de repos intégrés pour permettre la détente musculaire. L'objectif est de maintenir la souplesse articulaire, d'améliorer la lubrification synoviale et de limiter la fibrose capsulaire.

Techniques de mobilisation passive

En phase inflammatoire, les mobilisations passives sont privilégiées. Elles permettent d'entretenir la mobilité sans sollicitation musculaire active. Le kinésithérapeute effectue des mouvements de faible amplitude, dans l'axe articulaire, en évitant toute traction ou compression excessive. Ces gestes favorisent la diffusion du liquide synovial, diminuent la douleur et préviennent la formation d'adhérences.

Mobilisation active assistée et active

Lorsque la douleur et le gonflement diminuent, la participation active du patient devient essentielle. Les mobilisations actives assistées permettent de renforcer progressivement la commande musculaire tout en maintenant la sécurité articulaire. Les exercices actifs purs sont introduits en phase de rémission, à vitesse lente, avec contrôle de la coordination et de la respiration. Ils améliorent la proprioception, la stabilité et la confiance dans le mouvement.

Mobilisation en décharge

Les mouvements en décharge partielle (appui sur ballon, suspension, immersion en piscine) réduisent les contraintes mécaniques sur les surfaces articulaires et facilitent la mobilité. Cette méthode est particulièrement adaptée pour les genoux, les hanches et les épaules douloureuses.

Précautions et contre-indications

Toute mobilisation forcée, rapide ou en fin de course rigide est proscrite. Les manipulations, tractions brutales et étirements prolongés doivent être évités en phase de poussée. Le kinésithérapeute surveille en permanence la réaction articulaire après la séance : toute majoration de la douleur ou du gonflement impose une adaptation immédiate du protocole.

Objectifs fonctionnels

La mobilisation douce favorise la récupération progressive des amplitudes, la détente musculaire, la diminution des douleurs et l'entretien de la fonction gestuelle. Elle constitue la base du travail articulaire, préparant le patient à la phase de renforcement et à la reprise des activités quotidiennes.

Pratiquée avec régularité et précision, la mobilisation douce préserve l'intégrité articulaire, limite l'évolution des déformations et maintient le mouvement comme élément thérapeutique central dans la polyarthrite rhumatoïde.

7.4 Techniques de décoaptation

Les techniques de décoaptation font partie des outils essentiels de la rééducation dans la polyarthrite rhumatoïde. Elles visent à diminuer la pression intra-articulaire, à soulager la douleur et à favoriser la mobilité sans contrainte mécanique. Leur objectif principal est de restaurer l'espace fonctionnel entre les surfaces articulaires afin d'améliorer la circulation synoviale et de réduire la stimulation nociceptive.

Principes de base
La décoaptation consiste à éloigner doucement les surfaces articulaires l'une de l'autre dans leur axe physiologique. Cette mise en traction légère permet de détendre la capsule, de diminuer la compression du cartilage et d'améliorer la lubrification intra-articulaire. L'application doit rester douce, progressive et toujours indolore. Toute résistance anormale, douleur vive ou réaction inflammatoire impose l'arrêt immédiat de la manœuvre.

Modalités techniques
Les décoaptations peuvent être réalisées manuellement ou à l'aide d'appuis corporels contrôlés. La main du thérapeute exerce une traction stable, sans à-coups, avec maintien de la position quelques secondes avant un relâchement lent.
– **Décrochement léger** : en phase inflammatoire, la traction est minime, visant uniquement la détente capsulaire.
– **Décrochement moyen** : utilisé en phase subaiguë pour améliorer la mobilité et diminuer la douleur mécanique.
– **Décrochement articulaire complet** : réservé aux phases stables, associé à des mobilisations passives lentes et à un travail proprioceptif.

Applications principales
Les techniques s'appliquent aux articulations des mains, poignets, coudes, genoux, hanches, chevilles et épaules.
– Pour les **mains et poignets**, la décoaptation se fait en prise digitale, avec traction douce axiale.
– Pour les **genoux et chevilles**, la traction est réalisée en décharge, en position de relaxation musculaire.
– Pour les **épaules**, la manœuvre se fait en position neutre, sans rotation, afin d'éviter toute tension sur la capsule antérieure.

Effets thérapeutiques
– Diminution immédiate de la douleur par désactivation des récepteurs mécaniques articulaires.
– Amélioration de la mobilité et de la souplesse capsulaire.
– Réduction du tonus musculaire réflexe et meilleure proprioception.
– Prévention de la fibrose intra-articulaire et de la déformation progressive.

Précautions
Les décoaptations sont contre-indiquées lors des poussées inflammatoires intenses, des érosions osseuses avancées ou en cas de fragilité ligamentaire majeure. Elles doivent être réalisées avec précision anatomique et sans mouvement brusque.

La décoaptation, lorsqu'elle est bien conduite, constitue une méthode douce et efficace pour maintenir la mobilité et réduire la douleur. Intégrée à un programme global de rééducation, elle contribue à préserver la fonction articulaire et à ralentir l'évolution dégénérative de la polyarthrite rhumatoïde.

7.5 Prévention des rétractions

La prévention des rétractions constitue un objectif prioritaire dans la rééducation des patients atteints de polyarthrite rhumatoïde. L'inflammation chronique provoque un épaississement de la capsule, une fibrose progressive des tissus périarticulaires et une diminution de l'élasticité tendineuse. Ces modifications structurales entraînent une perte d'amplitude articulaire et des attitudes vicieuses permanentes si elles ne sont pas corrigées précocement.

Principes fondamentaux
La prévention repose sur le maintien d'une mobilité régulière et contrôlée. L'immobilisation prolongée, même justifiée par la douleur, favorise la rétraction capsulo-ligamentaire. Le mouvement doux, adapté à la phase inflammatoire, constitue la meilleure méthode pour préserver la souplesse tissulaire et limiter la fibrose.

Techniques de mobilisation
– **Mobilisations passives lentes** : pratiquées en phase douloureuse, elles entretiennent l'élasticité capsulaire sans provoquer de tension excessive.
– **Mobilisations actives assistées** : introduites dès que la douleur diminue, elles favorisent la participation musculaire et la reprogrammation du geste.
– **Étirements progressifs** : réalisés en période de rémission, ils permettent d'entretenir l'amplitude maximale sans déclencher de réaction inflammatoire. L'étirement doit être lent, maintenu quelques secondes, et accompagné d'une respiration calme.

Postures correctrices
Les postures de repos constituent un moyen essentiel de prévention. Elles visent à maintenir les articulations dans des positions fonctionnelles et équilibrées.
– Main : poignet en légère extension, doigts fléchis modérément, pouce en opposition.
– Coude : flexion douce (30° à 45°).
– Genou : extension quasi complète, jamais en flexion prolongée.
– Cheville : à angle droit pour éviter le pied équin.
Ces positions sont maintenues par des coussins de soutien, des attelles souples ou des orthèses de repos adaptées individuellement.

Entretien musculaire
Le renforcement des muscles stabilisateurs prévient l'enraidissement en maintenant la tonicité des tissus périarticulaires. Les contractions isométriques, pratiquées sans mouvement articulaire, entretiennent la vascularisation et la souplesse musculaire.

Rôle du kinésithérapeute
Le kinésithérapeute assure la surveillance continue de la mobilité et adapte les techniques selon la phase évolutive. Il éduque le patient aux gestes d'auto-entretien, à la réalisation quotidienne d'exercices simples et à l'utilisation correcte des orthèses.

Objectifs fonctionnels
– Maintenir les amplitudes articulaires physiologiques.
– Prévenir la formation d'adhérences et de fibroses.
– Conserver une gestuelle fluide et fonctionnelle.
– Retarder l'apparition des déformations irréversibles.

Une mobilisation douce, régulière et adaptée reste la meilleure stratégie de prévention des rétractions. Elle assure la souplesse articulaire, protège les structures de soutien et préserve l'autonomie motrice du patient atteint de polyarthrite rhumatoïde.

7.6 Entretien musculaire

L'entretien musculaire occupe une place centrale dans la prise en charge kinésithérapique de la polyarthrite rhumatoïde. La maladie provoque une fonte musculaire progressive liée à la douleur, à l'inflammation chronique, à la sédentarité et à l'usage prolongé des corticoïdes. Cette perte de masse et de force fragilise les articulations et accentue les déformations. Le renforcement musculaire progressif et contrôlé constitue donc un objectif thérapeutique majeur pour maintenir la stabilité, la posture et la fonction.

Principes de base
L'entretien musculaire repose sur la régularité, la progressivité et l'absence de douleur. Les contractions doivent être réalisées sans forcer, dans les amplitudes indolores, et toujours en respectant les limites articulaires. Le travail musculaire vise avant tout la tonicité et la coordination, non la performance.

Travail isométrique
En phase inflammatoire ou en cas de douleur, les exercices isométriques sont privilégiés. Ils consistent à contracter le muscle sans provoquer de mouvement articulaire, ce qui permet d'entretenir la force sans contrainte mécanique. Ces contractions peuvent être maintenues pendant 5 à 10 secondes, répétées plusieurs fois par séance, sur les principaux groupes musculaires (quadriceps, fessiers, deltoïdes, fléchisseurs et extenseurs des doigts).

Travail concentrique et excentrique
En phase stable, le travail musculaire devient actif. Les contractions concentriques (raccourcissement du muscle) renforcent la capacité motrice, tandis que les contractions excentriques (résistance au relâchement) améliorent le contrôle et la stabilité. Ces exercices sont réalisés à faible charge, avec bandes élastiques, petits haltères ou en décharge partielle pour éviter toute compression articulaire.

Travail en chaîne fermée et proprioception
Les exercices en chaîne fermée (appuis contrôlés) sollicitent plusieurs groupes musculaires de manière fonctionnelle. Ils stabilisent les articulations et améliorent la coordination. Le travail proprioceptif (plateformes d'équilibre, ballons, coussins instables) renforce la régulation neuromusculaire et réduit le risque de chute.

Renforcement global et respiration
L'entretien musculaire doit inclure un travail respiratoire pour favoriser l'oxygénation et la détente. Les exercices globaux (marche lente, aquagym, pédalage en décharge, mouvements d'assouplissement) entretiennent la force générale et préviennent le déconditionnement à l'effort.

Surveillance et progression
Le kinésithérapeute adapte la charge de travail à l'état articulaire, à la fatigue et à la tolérance du patient. Il contrôle la symétrie musculaire, corrige les compensations et veille à la qualité du geste. Les progrès se mesurent sur la force, la souplesse et la résistance à la fatigue.

Objectifs fonctionnels
– Maintenir la force et la tonicité musculaire.
– Stabiliser les articulations et prévenir les déformations.
– Réduire la fatigue et améliorer la posture.
– Restaurer la coordination et la fluidité du mouvement.

Un entretien musculaire régulier, doux et adapté permet de préserver l'équilibre articulaire et de renforcer durablement la capacité fonctionnelle du patient atteint de polyarthrite rhumatoïde.

7.7 Rééducation fonctionnelle

La rééducation fonctionnelle représente la phase intégrative du traitement kinésithérapique de la polyarthrite rhumatoïde. Elle a pour objectif de restaurer les gestes essentiels de la vie quotidienne, de rétablir la coordination motrice et de maintenir l'autonomie du patient malgré les limitations articulaires et la fatigue. Cette approche s'inscrit dans la continuité du travail articulaire et musculaire, en rééduquant le mouvement dans son contexte fonctionnel.

Principes généraux
La rééducation fonctionnelle repose sur la spécificité du geste. Chaque exercice doit correspondre à une activité réelle : préhension, marche, lever, habillage, toilette, port d'objets. L'objectif est de transformer les gains articulaires et musculaires en gestes utiles, automatisés et économes. Le mouvement doit être fluide, indolore et coordonné. L'éducation du patient au bon usage de ses articulations est essentielle pour limiter les contraintes mécaniques et prévenir les rechutes.

Rééducation des membres supérieurs
Le travail des mains, poignets, coudes et épaules vise à restaurer la préhension, la manipulation fine et la coordination bilatérale. Les exercices incluent la prise d'objets de différentes tailles, la rotation du poignet, la flexion-extension digitale et les activités simulant les gestes quotidiens (ouvrir une bouteille, boutonner un vêtement, écrire). L'accent est mis sur la fluidité du geste et la dissociation des mouvements.

Rééducation des membres inférieurs
L'objectif est de rétablir la stabilité, la marche et la sécurité posturale. Le travail comprend les exercices de lever de chaise, de montée d'escaliers, de marche lente avec adaptation des appuis, et de contrôle de l'équilibre. La proprioception est renforcée à l'aide de plateformes ou de supports instables. Le kinésithérapeute veille à la symétrie des appuis et à la coordination des membres inférieurs pour prévenir les chutes.

Rééducation du tronc et de la posture
La stabilité du tronc conditionne la qualité du mouvement. Les exercices posturaux renforcent la musculature profonde (paravertébraux, abdominaux, muscles stabilisateurs de la ceinture scapulaire et pelvienne). Le travail respiratoire est intégré à la posture afin d'améliorer la détente, l'alignement et la tolérance à l'effort.

Apprentissage gestuel et économie articulaire
Le kinésithérapeute enseigne au patient à exécuter les gestes quotidiens sans contrainte excessive : porter un objet près du corps, éviter les torsions brusques, répartir les charges sur plusieurs articulations, utiliser des aides techniques si nécessaire. Cet apprentissage permet de réduire la douleur et de préserver les articulations à long terme.

Rééducation en contexte fonctionnel réel
Chaque progrès est transposé dans la vie quotidienne. Le patient répète les gestes dans des situations proches de la réalité : s'habiller, préparer un repas, ranger un objet. Ces mises en situation renforcent la coordination entre les systèmes moteur, proprioceptif et cognitif.

Objectifs de la rééducation fonctionnelle
– Optimiser les capacités motrices et gestuelles.
– Restaurer l'autonomie dans les activités quotidiennes.
– Réduire les compensations et les contraintes mécaniques.
– Améliorer la confiance corporelle et la qualité de vie.

La rééducation fonctionnelle, menée avec progressivité et précision, transforme le mouvement en outil thérapeutique global. Elle redonne au patient la maîtrise de son corps et la possibilité d'agir efficacement dans son environnement malgré la maladie.

7.8 Exercices actifs aidés

Les exercices actifs aidés constituent une étape intermédiaire essentielle entre la mobilisation passive et la mobilisation active dans la rééducation de la polyarthrite rhumatoïde. Ils permettent au patient de participer au mouvement tout en bénéficiant d'une assistance partielle du kinésithérapeute ou d'un support mécanique. Cette méthode favorise la récupération progressive de la commande motrice, la reprogrammation gestuelle et la confiance dans le mouvement sans provoquer de douleur ni de surcharge articulaire.

Principes généraux
L'exercice actif aidé combine deux forces : l'action volontaire du patient et l'assistance contrôlée du thérapeute. Le rôle du kinésithérapeute est de guider le mouvement, de corriger les trajectoires et de compenser la faiblesse musculaire afin d'éviter tout déséquilibre ou geste brusque. Le mouvement doit rester fluide, continu et toujours réalisé dans l'amplitude indolore.

Objectifs thérapeutiques
– Restaurer la commande motrice et la coordination neuromusculaire.
– Renforcer les muscles affaiblis sans stress mécanique.
– Améliorer la proprioception et la qualité du geste.
– Préparer le passage vers les exercices actifs libres.

Techniques d'exécution
– **Assistance manuelle directe** : le thérapeute soutient ou guide le segment en mouvement (bras, jambe, main) tout en contrôlant la vitesse et l'amplitude.
– **Aides mécaniques simples** : poulies, ballons, tiges, planches à glissière ou bandes élastiques permettant une exécution plus aisée.
– **Travail en décharge** : exercices réalisés en suspension, en position assise ou en immersion aquatique pour réduire les contraintes gravitaires.

Zones d'application
– **Membres supérieurs** : flexion-extension du coude avec soutien sous l'avant-bras, mouvements circulaires d'épaule en position assise, travail de la pince digitale à l'aide d'une balle molle ou d'un ressort léger.
– **Membres inférieurs** : flexion de hanche et extension de genou en position allongée avec aide manuelle ou sous forme de glissement du pied sur un plan lisse.
– **Poignets et mains** : mobilisation des doigts avec assistance manuelle ou outils d'aide (bâton, serviette roulée, pâte malléable).

Progression du travail
L'intensité de l'aide diminue au fur et à mesure que le patient gagne en force et en contrôle. L'objectif final est d'obtenir un mouvement autonome et maîtrisé. La répétition régulière, à faible intensité et dans le calme respiratoire, renforce la proprioception et la coordination.

Précautions
Les exercices doivent être interrompus en cas de douleur, d'échauffement articulaire ou de réaction inflammatoire. Le thérapeute adapte chaque séance à la fatigue du jour, à la phase de la maladie et au ressenti du patient.

Bénéfices fonctionnels
Les exercices actifs aidés maintiennent la mobilité, réduisent la raideur et stimulent la récupération musculaire sans traumatisme. Ils favorisent la réappropriation du corps et restaurent la confiance dans le mouvement, préparant efficacement la reprise du travail actif et fonctionnel.

Pratiqués avec régularité et précision, ces exercices assurent la continuité entre la phase de protection et la phase de rééducation dynamique, tout en respectant l'intégrité articulaire du patient atteint de polyarthrite rhumatoïde.

7.9 Douleur et tolérance

La gestion de la douleur et l'évaluation de la tolérance au mouvement sont des éléments centraux dans la rééducation du patient atteint de polyarthrite rhumatoïde. La douleur, symptôme permanent de la maladie, influence directement la motivation, la posture, la respiration et la qualité du geste. Le kinésithérapeute doit savoir distinguer les différents types de douleur, adapter les techniques à la phase évolutive et maintenir un équilibre entre mobilisation thérapeutique et respect des limites physiologiques.

Nature de la douleur
La douleur peut être **inflammatoire**, **mécanique** ou **musculaire réflexe**.
– La douleur inflammatoire apparaît au repos, la nuit ou le matin, s'accompagne de chaleur, de gonflement et de raideur. Elle impose une mobilisation douce, non prolongée et sans charge.
– La douleur mécanique survient à l'effort ou après une activité excessive. Elle traduit une contrainte excessive ou une compensation inadéquate.
– La douleur musculaire réflexe provient d'une hypertonie de protection autour de l'articulation douloureuse. Elle nécessite un travail de relâchement et d'assouplissement.

Principes de tolérance
La rééducation doit se situer sous le seuil de douleur. La règle fondamentale est de ne jamais mobiliser une articulation en poussée active. L'apparition d'une douleur vive, d'une rougeur ou d'un gonflement après la séance indique une surcharge. Le

mouvement doit être lent, régulier et suivi d'une respiration fluide pour éviter les contractions réflexes.

Le kinésithérapeute évalue la douleur à l'aide d'échelles visuelles ou verbales (EVA, EN). Ces outils permettent de quantifier la perception douloureuse et d'adapter la progression. L'objectif n'est pas de supprimer toute sensation mais de rendre la douleur tolérable et contrôlée par le patient.

Techniques antalgiques
Plusieurs méthodes permettent de réduire la douleur avant ou pendant la mobilisation :
– thermothérapie douce ou cryothérapie localisée selon le stade inflammatoire ;
– massages légers et drainage pour diminuer la tension tissulaire ;
– relaxation musculaire et travail respiratoire pour abaisser le tonus global ;
– électrothérapie (TENS) ou techniques d'auto-massage à domicile.

Éducation du patient
Le patient doit apprendre à reconnaître les signes d'alerte et à différencier la « bonne douleur » d'étirement de la « mauvaise douleur » inflammatoire. Cette distinction l'aide à poursuivre son activité sans crainte tout en respectant les limites articulaires. L'autonomie dans la gestion de la douleur renforce la confiance et améliore la participation au traitement.

Objectifs thérapeutiques
– Réduire la douleur par le mouvement contrôlé.
– Améliorer la tolérance articulaire et musculaire à l'effort.
– Prévenir la peur du mouvement (kinésiophobie).
– Maintenir la continuité des séances sans provoquer de réaction inflammatoire.

La compréhension fine du seuil de tolérance et la capacité d'ajuster l'intensité de la rééducation permettent de transformer la douleur en guide thérapeutique. Une approche progressive, respectueuse et individualisée garantit la sécurité, la stabilité et la durabilité des résultats fonctionnels.

7.10 Importance du suivi quotidien

Le suivi quotidien constitue une composante essentielle du traitement kinésithérapique dans la polyarthrite rhumatoïde. La nature chronique et fluctuante de la maladie exige une attention constante, une adaptation des techniques et une évaluation régulière de la douleur, de la mobilité et de la fatigue. La continuité du suivi permet de maintenir les bénéfices obtenus, d'éviter les régressions fonctionnelles et de prévenir les poussées inflammatoires.

Rôle du kinésithérapeute
Le kinésithérapeute observe, mesure et consigne chaque évolution articulaire et musculaire. Les amplitudes, la force, la posture et la tolérance au mouvement sont

réévaluées à chaque séance. Cette vigilance quotidienne permet de repérer rapidement les signes de rechute ou de surmenage : gonflement, chaleur, raideur inhabituelle, modification du schéma moteur ou fatigue excessive. En ajustant immédiatement les exercices, il évite l'aggravation et maintient la stabilité fonctionnelle.

Adaptation permanente du programme
Le suivi quotidien rend possible une adaptation fine du protocole selon la phase évolutive :
– en phase inflammatoire, la séance se concentre sur le drainage, la relaxation et la mobilisation douce ;
– en phase stable, la priorité est donnée au renforcement, à la coordination et à la rééducation fonctionnelle ;
– en période de rémission, le travail s'intensifie pour consolider les gains musculaires et améliorer la résistance à l'effort.
Cette alternance contrôlée entre repos et activité garantit une récupération durable sans provoquer de surcharge.

Suivi des auto-exercices et de l'éducation thérapeutique
Le kinésithérapeute enseigne au patient des exercices simples à pratiquer à domicile. Il vérifie quotidiennement leur exécution correcte, leur rythme et leur tolérance. Ce travail d'auto-entretien prévient la raideur, entretient la musculature et favorise l'autonomie. L'éducation thérapeutique fait partie intégrante du suivi : le patient apprend à reconnaître les signaux corporels et à ajuster lui-même son activité.

Communication et coordination
Le suivi quotidien facilite la communication entre le kinésithérapeute, le patient et le rhumatologue. Les observations cliniques de terrain (douleur, amplitude, fatigue, mobilité) complètent les données biologiques et radiologiques du médecin. Cette coordination permet d'adapter rapidement le traitement médicamenteux et la rééducation.

Objectifs fonctionnels
– Maintenir la régularité du mouvement et la continuité des soins.
– Prévenir les épisodes de poussée ou de décompensation.
– Stabiliser la fonction articulaire et musculaire.
– Favoriser l'autonomie et la confiance du patient dans son traitement.

Le suivi quotidien transforme la rééducation en un processus évolutif et précis. La régularité, la réactivité et l'observation continue garantissent la maîtrise de la maladie, la préservation du mouvement et la durabilité des résultats thérapeutiques.

Chapitre 8 : Rééducation des mains et poignets

8.1 Échauffement articulaire

L'échauffement articulaire prépare les tissus à la mobilisation et limite le risque de douleur ou de raideur pendant la séance. Il augmente la température locale, la circulation synoviale et la souplesse musculaire.

Objectifs
– Activer la circulation sanguine.
– Diminuer la viscosité synoviale.
– Améliorer la coordination.

Techniques
– Mouvements lents et doux des articulations principales : poignets, doigts, épaules, genoux, chevilles.
– Exercices circulaires progressifs sans douleur.
– Étirements légers associés à la respiration.
– Application locale de chaleur avant la séance si nécessaire.

Durée
5 à 10 minutes suffisent pour préparer le corps à la rééducation et réduire la raideur matinale.

8.2 Mobilisation digitale

La mobilisation digitale vise à préserver la souplesse, la force et la coordination fine des doigts, souvent touchés dans la polyarthrite rhumatoïde. Elle prévient les déformations et entretient la fonction de préhension.

Objectifs
– Maintenir les amplitudes articulaires des doigts.
– Prévenir les raideurs et les déviations.
– Améliorer la motricité fine.

Techniques
– Flexion et extension douces de chaque doigt, sans douleur.
– Mobilisation des interphalangiennes proximales et distales une à une.
– Mouvements circulaires du pouce pour préserver l'opposition.
– Mobilisations actives aidées avec balle souple ou pâte malléable.

Durée et fréquence
Quelques minutes, plusieurs fois par jour, en respectant les amplitudes indolores. Ces exercices réguliers maintiennent la dextérité et ralentissent la progression des déformations digitales.

8.3 Travail de la pince et de la préhension

Le travail de la pince et de la préhension vise à restaurer la fonction manuelle essentielle dans la vie quotidienne. Il améliore la coordination, la force et la stabilité articulaire des doigts et du pouce.

Objectifs
– Renforcer la pince pouce-index et la préhension globale.
– Améliorer la précision gestuelle.
– Prévenir les déformations et la perte de fonction.

Techniques
– Pince fine : saisir des objets petits (billes, trombones, boutons).
– Pince tridigitale : tenir un crayon ou ustensile.
– Pince globale : presser une balle souple ou une éponge humide.
– Travail progressif avec bandes élastiques légères ou pâte malléable.

Conseils
Faire les exercices lentement, sans douleur, avec pauses régulières. Varier les objets pour solliciter différemment la coordination et la force. Quelques minutes par jour suffisent pour entretenir la fonction manuelle.

8.4 Balles de motricité

Les balles de motricité permettent un renforcement doux et progressif des muscles de la main tout en améliorant la coordination et la circulation articulaire. Elles sont un outil simple et efficace dans la rééducation fonctionnelle.

Objectifs
– Maintenir la mobilité digitale.
– Renforcer la force de préhension.
– Stimuler la proprioception et la coordination fine.

Techniques
– Pression douce et relâchement successif avec une balle souple.
– Roulement de la balle entre les paumes ou sur la table.
– Transfert de la balle d'une main à l'autre pour la coordination.
– Exercice d'ouverture-fermeture des doigts autour de la balle.

Conseils
Utiliser une balle à résistance modérée, travailler lentement et sans douleur. Répéter 10 à 15 fois par main, 2 à 3 fois par jour. Ces exercices entretiennent la souplesse et la fonction de préhension au quotidien.

8.5 Bandes élastiques légères

Les bandes élastiques légères permettent un renforcement progressif des muscles de la main, de l'avant-bras et du poignet sans surcharge articulaire. Elles sont adaptées aux phases de rémission ou de stabilisation.

Objectifs

– Restaurer la force musculaire et la stabilité.
– Améliorer la coordination et le contrôle du geste.
– Prévenir les compensations et la perte de tonicité.

Techniques

– Extension des doigts contre la résistance de la bande.
– Flexion du poignet avec bande fixée sous la main opposée.
– Écartement des doigts avec bande autour des phalanges.
– Rotation douce du poignet pour entretenir la mobilité.

Conseils

Répéter les mouvements lentement, 10 à 15 fois, sans douleur ni tremblement. Augmenter la résistance uniquement lorsque le geste devient facile. Ces exercices entretiennent la force et la précision gestuelle tout en protégeant les articulations.

8.6 Bain de paraffine

Le bain de paraffine est une méthode thermothérapeutique utilisée pour assouplir les tissus et diminuer la douleur avant les mobilisations. La chaleur douce pénètre en profondeur et améliore la souplesse articulaire.

Objectifs

– Réduire la raideur et la douleur.
– Assouplir la capsule et les tendons.
– Préparer les mains à la mobilisation.

Procédure

– Tremper la main propre et sèche dans la paraffine fondue (environ 50 °C) 5 à 7 fois pour créer une fine couche.
– Envelopper la main dans un film plastique puis dans une serviette.
– Laisser agir 15 à 20 minutes.

Conseils

Utiliser le bain avant les exercices de mobilisation digitale ou de préhension. La chaleur améliore la circulation et diminue les résistances articulaires. À éviter en cas d'inflammation aiguë ou de plaie ouverte

8.7 Étirements doux

Les étirements doux entretiennent la souplesse articulaire et préviennent les rétractions capsulaires et tendineuses. Ils sont indispensables après la phase d'échauffement ou de bain de paraffine.

Objectifs
- Maintenir l'amplitude des doigts et poignets.
- Diminuer les tensions musculaires.
- Prévenir la raideur et les déformations.

Techniques
- Étirement progressif des doigts en extension, sans douleur.
- Étirement du poignet en appui sur la table, paume vers le bas puis vers le haut.
- Maintien de la position 10 à 15 secondes, suivi d'un relâchement lent.
- Répétition 3 à 5 fois par segment.

Conseils
Les mouvements doivent être lents et accompagnés d'une respiration calme. Ne jamais forcer l'amplitude. Ces exercices, pratiqués quotidiennement, conservent la souplesse et facilitent la mobilité fonctionnelle.

8.8 Renforcement progressif

Le renforcement progressif consolide la stabilité articulaire et restaure la force nécessaire aux gestes quotidiens. Il intervient après la phase de mobilité et s'adapte à la tolérance du patient.

Objectifs
- Améliorer la force musculaire sans surcharge.
- Stabiliser les articulations fragiles.
- Favoriser la précision et l'endurance.

Techniques
- Pressions modérées avec balle souple ou éponge humide.
- Utilisation de bandes élastiques légères pour flexion et extension.
- Exercice de préhension d'objets de tailles variées.
- Travail en décharge partielle pour les poignets et les doigts.

Conseils
Réaliser des séries courtes, 10 à 15 répétitions, sans douleur ni tremblement. Augmenter la résistance seulement quand le geste est fluide. Un renforcement régulier assure la stabilité fonctionnelle et prévient la perte musculaire.

8.9 Gestes de la vie quotidienne

Les gestes de la vie quotidienne font partie intégrante de la rééducation. Ils permettent de transférer les progrès obtenus en séance vers l'autonomie réelle du patient.

Objectifs
– Restaurer les mouvements utiles : saisir, porter, écrire, s'habiller.
– Prévenir les compensations douloureuses.
– Réapprendre l'économie articulaire au quotidien.

Techniques
– Simulation des gestes courants : ouvrir un pot, tourner une clé, boutonner un vêtement.
– Utilisation d'objets adaptés (manches élargis, ustensiles légers).
– Travail lent, fluide et coordonné, avec pauses régulières.
– Exercices de préhension fine et globale en conditions fonctionnelles.

Conseils
Intégrer les gestes rééduqués dans les activités domestiques et professionnelles. Le patient doit appliquer les principes d'économie articulaire et éviter les positions prolongées ou les efforts brusques. La régularité des gestes contrôlés garantit le maintien de l'autonomie.

8.10 Auto-massage

L'auto-massage favorise la détente musculaire, la circulation et la souplesse des tissus. Il complète la rééducation en permettant au patient d'entretenir lui-même la mobilité entre les séances.

Objectifs
– Diminuer la douleur et les tensions.
– Améliorer la circulation locale.
– Préparer les articulations à la mobilisation.

Techniques
– Mouvements circulaires doux sur les doigts, les paumes et les poignets.
– Lissage léger des muscles de l'avant-bras vers la main.
– Pétrissage lent des zones raides, sans appui profond.
– Utilisation possible d'une crème neutre ou huile tiède pour faciliter le geste.

Conseils
Pratiquer 5 à 10 minutes, surtout le matin ou avant les exercices. Le massage doit être lent, agréable et sans douleur. Une pratique quotidienne entretient la souplesse tissulaire, réduit la raideur et complète efficacement la rééducation fonctionnelle.

Chapitre 9 : Rééducation des membres inférieurs

9.1 Mobilité des genoux et chevilles

La mobilité des genoux et des chevilles doit être entretenue pour préserver la marche, l'équilibre et la stabilité posturale. Ces articulations sont souvent limitées par la douleur, la raideur ou les épanchements articulaires.

Objectifs
– Maintenir ou restaurer les amplitudes articulaires.
– Prévenir la raideur et les déformations.
– Faciliter la marche et la montée d'escaliers.

Techniques
– Flexion-extension douce du genou en position allongée ou assise, sans résistance.
– Mouvements circulaires de la cheville, dans le sens horaire et antihoraire.
– Glissements du talon sur un plan lisse pour améliorer la flexion du genou.
– Mobilisation passive ou active assistée, en décharge partielle.

Conseils
Répéter chaque exercice 10 à 15 fois, sans douleur ni blocage. Les mobilisations quotidiennes évitent les rétractions et améliorent la fluidité du mouvement lors de la marche.

9.2 Travail de la marche

Le travail de la marche est essentiel pour maintenir l'autonomie, la coordination et la stabilité. La polyarthrite rhumatoïde altère souvent la foulée à cause de la douleur, de la déformation des pieds et de la faiblesse musculaire.

Objectifs
– Rééduquer le schéma de marche.
– Améliorer la stabilité et la coordination.
– Prévenir les chutes et la fatigue excessive.

Techniques
– Marche lente, contrôlée, sur terrain plat puis varié.
– Travail du déroulé du pas : talon → plante → orteils.
– Rééducation de la symétrie des appuis et de la longueur du pas.
– Utilisation de barres parallèles ou de canne pour la sécurité si besoin.

Conseils
Favoriser des séances courtes mais régulières. Travailler en chaussures stables avec semelles adaptées. Corriger les compensations posturales. La marche douce quotidienne entretient la fonction musculaire et la confiance motrice.

9.3 Montée d'escaliers

La montée d'escaliers demande force, coordination et stabilité. Chez les patients atteints de polyarthrite rhumatoïde, elle est souvent difficile en raison de la douleur des genoux, de la faiblesse musculaire et du déséquilibre postural.

Objectifs
– Restaurer la capacité à monter et descendre les escaliers sans douleur.
– Renforcer les membres inférieurs et le tronc.
– Améliorer l'équilibre et la sécurité.

Techniques
– Entraînement progressif sur une marche isolée avant un escalier complet.
– Montée avec la jambe la plus forte en premier, descente avec la jambe la plus faible.
– Appui léger sur la rampe pour la stabilité.
– Travail de flexion-extension contrôlée du genou et du pied à chaque marche.

Conseils
Effectuer le mouvement lentement, sans à-coups, en expirant à l'effort.
Ne jamais forcer en cas de douleur.
Privilégier des séances courtes et régulières pour renforcer la coordination et l'endurance sans surcharge articulaire.

9.4 Équilibre et proprioception

Le travail d'équilibre et de proprioception est essentiel pour maintenir la stabilité et prévenir les chutes. La polyarthrite rhumatoïde altère la perception articulaire et la coordination, surtout au niveau des genoux, chevilles et hanches.

Objectifs
– Améliorer la stabilité posturale.
– Restaurer la perception du corps dans l'espace.
– Prévenir les chutes et renforcer la confiance motrice.

Techniques
– Appui unipodal en se tenant légèrement à un support, puis sans aide.
– Exercices sur coussin instable, planche d'équilibre ou demi-ballon.

– Déplacements lents avant-arrière et latéraux, yeux ouverts puis fermés.
– Travail en chaîne fermée : flexions partielles des genoux en position debout.

Conseils
Réaliser les exercices en sécurité, près d'un support stable.
Travailler quelques minutes chaque jour pour stimuler la proprioception et renforcer la posture.
Progressivement, réduire les aides pour améliorer l'autonomie et la stabilité.

9.5 Exercices en piscine

Les exercices en piscine, ou balnéothérapie, offrent un environnement idéal pour la rééducation des patients atteints de polyarthrite rhumatoïde. L'eau soutient le corps, diminue la charge articulaire et facilite le mouvement sans douleur.

Objectifs
– Mobiliser les articulations sans contrainte mécanique.
– Renforcer la musculature en douceur.
– Améliorer la circulation et la détente générale.

Techniques
– Marche lente dans l'eau, avec amplitude naturelle.
– Flexion-extension des genoux et hanches en appui sur le rebord.
– Mouvements circulaires des chevilles et des bras.
– Exercices de flottaison et de respiration pour relâcher les tensions.

Conseils
L'eau doit être tiède (32–34 °C) pour favoriser la détente musculaire.
Les séances durent 20 à 30 minutes, à rythme modéré.
Éviter les mouvements brusques et les sauts.
La régularité des séances améliore la souplesse et la fonction articulaire tout en réduisant la douleur.

9.6 Étirements musculaires

Les étirements musculaires permettent de maintenir la souplesse, de réduire la raideur et d'améliorer la posture. Ils préviennent les rétractions et favorisent la récupération après l'effort.

Objectifs
– Préserver l'élasticité musculaire.
– Diminuer les tensions et la fatigue.
– Préparer les muscles à l'effort ou à la relaxation.

Techniques
– Étirement des quadriceps : en position debout, attraper doucement la cheville et rapprocher le talon de la fesse.
– Étirement des ischio-jambiers : en position assise, jambe tendue, inclinaison lente du tronc vers l'avant.
– Étirement du mollet : appui contre un mur, une jambe fléchie, l'autre tendue en arrière, talon au sol.
– Maintien de chaque position 15 à 20 secondes, respiration lente et profonde.

Conseils
Réaliser les étirements après l'échauffement ou en fin de séance.
Ne jamais forcer l'amplitude ni provoquer de douleur.
Pratiqués quotidiennement, ces exercices conservent la mobilité et réduisent la raideur matinale.

9.7 Prévention des chutes

La prévention des chutes est indispensable chez les patients atteints de polyarthrite rhumatoïde, dont la stabilité est souvent diminuée par la douleur, la faiblesse musculaire et les déformations articulaires.

Objectifs
– Renforcer la stabilité et la sécurité lors des déplacements.
– Améliorer la coordination et la confiance corporelle.
– Réduire le risque de blessure et de perte d'autonomie.

Techniques
– Entraînement à la marche avec contrôle des appuis et du regard.
– Travail d'équilibre sur surface stable puis instable (coussin, tapis).
– Apprentissage des stratégies de récupération après déséquilibre.
– Exercices de renforcement des muscles posturaux et des membres inférieurs.

Conseils
Vérifier la sécurité du domicile : éviter les tapis glissants, installer des barres d'appui.
Porter des chaussures stables à semelle antidérapante.
Pratiquer chaque jour quelques exercices d'équilibre et de renforcement doux pour maintenir la stabilité fonctionnelle.

9.8 Gestion de la douleur à la hanche

La douleur à la hanche dans la polyarthrite rhumatoïde provient souvent d'une inflammation synoviale ou d'une surcharge compensatoire. Une rééducation ciblée aide à soulager la douleur et à préserver la mobilité.

Objectifs
– Diminuer la douleur et l'inflammation locale.
– Maintenir la mobilité de la hanche.
– Renforcer les muscles stabilisateurs pelviens.

Techniques
– Mobilisations douces en décharge : flexion, rotation et abduction sans résistance.
– Étirements légers des muscles fessiers et des adducteurs.
– Exercices isométriques des fessiers et quadriceps allongé sur le dos.
– Application de chaleur avant la séance ou de froid après effort selon le stade inflammatoire.

Conseils
Éviter les efforts prolongés et les positions assises basses.
Privilégier les activités en décharge comme la marche lente en piscine.
Une pratique quotidienne d'exercices doux améliore la fonction sans aggraver la douleur.

9.9 Adaptation du rythme

L'adaptation du rythme est essentielle pour équilibrer effort et récupération chez le patient atteint de polyarthrite rhumatoïde. Elle permet d'éviter la fatigue excessive et les poussées inflammatoires provoquées par le surmenage.

Objectifs
– Gérer l'énergie au quotidien.
– Prévenir la douleur liée à la surcharge.
– Maintenir une activité régulière sans épuisement.

Techniques
– Fractionner les exercices en séries courtes avec pauses.
– Alterner mouvements actifs et passifs selon la tolérance.
– Introduire des phases de respiration et de relaxation entre les exercices.
– Adapter l'intensité selon la douleur et la fatigue du jour.

Conseils
Travailler lentement, sans rechercher la performance.
Respecter les jours de récupération.
Un rythme progressif et constant garantit une meilleure tolérance et une efficacité durable de la rééducation.

9.10 Exemple de séance type

Une séance type pour un patient atteint de polyarthrite rhumatoïde doit combiner mobilité, renforcement, relaxation et éducation gestuelle. Elle s'adapte à la tolérance du jour et à la phase évolutive de la maladie.

Durée totale : 45 à 60 minutes

1. Préparation (5 à 10 min)
– Application de chaleur locale ou bain de paraffine pour assouplir les tissus.
– Échauffement articulaire doux : rotations des chevilles, flexions légères des genoux, respiration profonde.

2. Mobilisation (10 à 15 min)
– Mobilisations passives et actives assistées des genoux, chevilles et hanches.
– Étirements lents des quadriceps, ischio-jambiers et mollets.

3. Renforcement musculaire (15 à 20 min)
– Contractions isométriques des quadriceps et fessiers.
– Exercices actifs aidés pour la flexion-extension des jambes.
– Travail d'équilibre sur coussin stable ou support léger.

4. Rééducation fonctionnelle (10 à 15 min)
– Marche lente avec correction du déroulé du pas.
– Montée et descente de marche simulée.
– Exercices de coordination et de transfert d'appui.

5. Retour au calme (5 à 10 min)
– Étirements doux des membres inférieurs.
– Respiration profonde et relaxation musculaire.
– Conseils pour l'auto-entretien à domicile.

Fréquence : 3 à 5 séances par semaine selon la tolérance.
Une séance bien structurée et régulière améliore la souplesse, réduit la douleur et renforce l'autonomie fonctionnelle.

Chapitre 10 : Rééducation respiratoire et posturale

10.1 Conséquences de la douleur sur la posture

La douleur chronique modifie progressivement la posture et la mécanique corporelle. Dans la polyarthrite rhumatoïde, elle entraîne des compensations musculaires et articulaires qui aggravent les déséquilibres et limitent la mobilité.

Effets principaux
– Réduction des amplitudes articulaires pour éviter la douleur.
– Contractions réflexes des muscles para-articulaires.
– Déviation des axes articulaires, surtout au niveau du rachis, des genoux et des épaules.
– Diminution de la mobilité thoracique, gêne respiratoire et fatigue posturale.

Conséquences fonctionnelles
– Apparition d'attitudes antalgiques : flexion du tronc, épaules enroulées, genoux semi-fléchis.
– Déséquilibre global entre les chaînes musculaires antérieures et postérieures.
– Risque accru de chute et de déformation permanente.

Rôle de la rééducation
Le kinésithérapeute rétablit la posture par la mobilisation douce, le travail d'alignement segmentaire et le renforcement des muscles stabilisateurs.
Un apprentissage postural régulier, associé à la respiration et à la relaxation, permet de corriger les compensations et de restaurer la verticalité sans douleur.

10.2 Respiration diaphragmatique

La respiration diaphragmatique aide à détendre le corps, à améliorer l'oxygénation et à réduire la tension musculaire souvent accentuée par la douleur chronique. Elle optimise la mobilité thoracique et favorise la relaxation posturale.

Objectifs
– Améliorer la capacité respiratoire.
– Diminuer la tension et la fatigue.
– Réduire la douleur par le relâchement global.

Technique
– Position allongée ou assise, épaules détendues.
– Placer une main sur l'abdomen et l'autre sur le thorax.
– Inspirer lentement par le nez en gonflant le ventre.
– Expirer doucement par la bouche en rentrant l'abdomen.
– Répéter 8 à 10 cycles respiratoires lents.

Conseils
Pratiquer chaque jour, surtout avant ou après la rééducation.
Associer la respiration à la mobilisation douce pour détendre les muscles et améliorer la posture.

10.3 Mobilité costale

La mobilité costale est souvent réduite chez les patients atteints de polyarthrite rhumatoïde à cause de la douleur thoracique, de la raideur posturale et des positions antalgiques prolongées. Restaurer cette mobilité améliore la respiration, la posture et la détente musculaire.

Objectifs
– Maintenir la souplesse du thorax.
– Faciliter la respiration diaphragmatique.
– Réduire les tensions musculaires intercostales et dorsales.

Techniques
– Inspiration lente en écartant les côtes latéralement, puis expiration complète avec relâchement.
– Mouvements d'auto-étirement en levant les bras au-dessus de la tête pendant l'inspiration.
– Mobilisation douce du tronc en inclinaison et rotation pour stimuler la mobilité costale.
– Massage respiratoire léger sur les côtes pendant la respiration guidée.

Conseils
Pratiquer 5 à 10 minutes par jour, sans forcer.
Associer à la respiration profonde et à un travail postural pour améliorer la souplesse thoracique et la qualité respiratoire

10.4 Détente des épaules

La douleur et la fatigue entraînent souvent une tension importante au niveau des épaules, avec élévation et enroulement réflexe des ceintures scapulaires. Cette crispation accentue la raideur cervicale et thoracique. Les exercices de détente permettent de relâcher ces zones et d'améliorer la posture.

Objectifs
– Diminuer la tension musculaire cervicale et scapulaire.
– Restaurer la mobilité des épaules.
– Améliorer la posture et la respiration.

Techniques
– Mouvements circulaires lents des épaules vers l'arrière, puis vers l'avant.
– Haussement d'épaules à l'inspiration, relâchement total à l'expiration.
– Étirements légers du cou : inclinaison lente de la tête d'un côté puis de l'autre.
– Auto-massage des trapèzes et muscles cervicaux avec les doigts ou une balle souple.

Conseils
Pratiquer plusieurs fois par jour, surtout en cas de travail sédentaire ou de stress.
Associer la respiration lente à chaque relâchement pour amplifier l'effet de détente.

10.5 Travail d'assouplissement

Le travail d'assouplissement vise à restaurer la souplesse articulaire et musculaire du tronc, des épaules et du rachis. Il permet de réduire la raideur, d'améliorer la posture et de faciliter la respiration.

Objectifs
– Maintenir la flexibilité articulaire.
– Prévenir la rigidité posturale.
– Favoriser la détente et la coordination.

Techniques
– Inclinaisons latérales douces du tronc, bras le long du corps.
– Rotations lentes du buste en position assise, sans forcer.
– Étirement des bras au-dessus de la tête à l'inspiration, relâchement à l'expiration.
– Mouvement de flexion lente en avant pour relâcher le dos.

Conseils
Pratiquer les exercices chaque jour, en respectant la douleur.
Associer la respiration diaphragmatique à chaque mouvement pour améliorer la souplesse et la détente musculaire.

10.6 Postures anti-raideur

Les postures anti-raideur préviennent les rétractions musculaires et les attitudes vicieuses dues à la douleur chronique. Elles entretiennent la mobilité globale et favorisent un alignement articulaire correct.

Objectifs
– Prévenir la raideur et les déformations.
– Maintenir les articulations dans des positions fonctionnelles.
– Diminuer la tension musculaire et améliorer la posture.

Techniques
– Position allongée sur le dos, bras légèrement ouverts, paumes vers le haut.
– Position assise redressée, épaules basses et tête dans l'axe du tronc.
– Étirement postural global : bras levés, dos allongé, respiration profonde.
– Postures prolongées 2 à 3 minutes, suivies d'un relâchement lent.

Conseils
Pratiquer plusieurs fois par jour, surtout après les périodes d'immobilité.
Utiliser des coussins ou supports pour maintenir la position confortable.
Ces postures simples, pratiquées régulièrement, limitent la raideur et améliorent l'alignement articulaire.

10.7 Alignement global

L'alignement global vise à restaurer la symétrie corporelle et à répartir les contraintes de manière équilibrée sur l'ensemble du corps. Il est essentiel pour corriger les compensations posturales induites par la douleur et la fatigue.

Objectifs
– Rééquilibrer les axes articulaires.
– Améliorer la posture statique et dynamique.
– Réduire les tensions et prévenir les déformations.

Techniques
– Travail en position debout, pieds parallèles, poids du corps réparti également.
– Auto-grandissement : allonger le dos et abaisser les épaules à chaque expiration.
– Alignement tête-tronc-bassin vérifié devant un miroir.
– Exercices de stabilité en chaîne fermée (appuis contrôlés).

Conseils
Pratiquer quelques minutes chaque jour, devant un miroir ou avec guidage du kinésithérapeute.
Associer la respiration lente pour relâcher les tensions.
Un bon alignement réduit la fatigue, améliore la posture et la fluidité du mouvement.

10.8 Relaxation par la respiration

La relaxation par la respiration aide à diminuer la tension musculaire, à apaiser la douleur et à améliorer la conscience corporelle. Elle favorise la détente générale et le relâchement postural.

Objectifs
– Réduire le stress et la fatigue musculaire.

– Améliorer la récupération après l'effort.
– Favoriser une respiration ample et fluide.

Techniques
– Position allongée ou assise confortable, yeux fermés.
– Inspirer lentement par le nez, laisser le ventre se gonfler.
– Expirer doucement par la bouche, relâcher tout le corps.
– Associer une visualisation positive (chaleur, légèreté).
– Répéter pendant 5 à 10 minutes.

Conseils
Pratiquer chaque jour, surtout après les exercices ou avant le sommeil.
La respiration lente et régulière réduit la douleur perçue et améliore la détente articulaire.

10.9 Étirement du rachis

L'étirement du rachis permet de maintenir la souplesse de la colonne vertébrale, de corriger les attitudes en flexion et de soulager les tensions dorsales et cervicales.

Objectifs
– Préserver la mobilité vertébrale.
– Diminuer les douleurs posturales.
– Améliorer la respiration et la posture.

Techniques
– En position assise, auto-grandissement : inspirer en allongeant la colonne, expirer en relâchant les épaules.
– En position allongée, genoux ramenés à la poitrine puis relâchés doucement.
– Étirement du dos en position à quatre pattes, dos rond puis dos creux lentement.
– Rotation douce du tronc en position assise pour mobiliser le rachis dorsal.

Conseils
Effectuer les exercices lentement, sans douleur ni blocage.
Pratiquer quotidiennement pour conserver la mobilité vertébrale et réduire la raideur posturale.

10.10 Prévention de la cyphose

La prévention de la cyphose vise à éviter la flexion progressive du tronc et l'enroulement des épaules provoqués par la douleur, la raideur et la fatigue musculaire. Une posture fléchie accentue les contraintes sur le rachis et gêne la respiration.

Objectifs
– Maintenir l'extension du rachis dorsal.
– Renforcer la musculature postérieure.
– Préserver la respiration et la verticalité.

Techniques
– Exercices d'auto-grandissement en position debout ou assise.
– Renforcement des muscles dorsaux : tirage des coudes vers l'arrière, contraction des omoplates.
– Étirements des muscles pectoraux contre un mur ou une porte.
– Travail postural au miroir pour corriger la flexion du tronc.

Conseils
Pratiquer chaque jour quelques minutes, surtout après les périodes d'immobilité.
Associer la respiration profonde pour maintenir l'ouverture thoracique.
Une posture redressée régulière prévient la déformation dorsale et améliore la stabilité globale.

PARTIE III – HYGIÈNE DE VIE ET APPROCHES COMPLÉMENTAIRES

Chapitre 11 : Activité physique adaptée

11.1 Importance du mouvement

Le mouvement est l'élément central du traitement de la polyarthrite rhumatoïde. Il entretient la mobilité, limite la douleur et prévient les déformations liées à l'inflammation chronique et à la sédentarité.

Objectifs
– Maintenir la souplesse et la fonction articulaire.
– Prévenir la fonte musculaire et la raideur.
– Améliorer la circulation et la coordination.

Principes
– Bouger chaque jour, même lentement, dans les amplitudes indolores.
– Alterner activité et repos pour éviter la fatigue excessive.
– Privilégier les exercices doux : marche lente, étirements, respiration.
– Éviter l'immobilité prolongée, principale cause d'enraidissement.

Conseils
Faire du mouvement une habitude quotidienne, intégrée aux gestes simples : se lever

souvent, s'étirer, marcher quelques minutes.
La régularité prime sur l'intensité : un mouvement répété sans douleur maintient la vie articulaire et la stabilité fonctionnelle.

11.2 Yoga doux

Le yoga doux aide à préserver la mobilité, à améliorer la respiration et à réduire le stress lié à la douleur chronique. Il favorise l'équilibre entre le corps et l'esprit tout en respectant les limites articulaires.

Objectifs
– Améliorer la souplesse articulaire et musculaire.
– Diminuer la tension et la fatigue.
– Renforcer la stabilité posturale et la respiration.

Techniques
– Postures simples et stables : chat, montagne, posture de l'enfant.
– Étirements lents associés à la respiration profonde.
– Exercices d'équilibre et de relaxation allongée.
– Séances courtes de 15 à 30 minutes selon la tolérance.

Conseils
Éviter les postures extrêmes ou les appuis prolongés sur les mains et les genoux.
Pratiquer sur un sol stable, dans le calme, avec une respiration fluide.
La pratique régulière du yoga doux favorise la détente, la conscience corporelle et la gestion de la douleur.

11.3 Pilates thérapeutique

Le Pilates thérapeutique renforce les muscles profonds, améliore la posture et stabilise les articulations sans provoquer de douleur. Il aide à corriger les déséquilibres musculaires fréquents dans la polyarthrite rhumatoïde.

Objectifs
– Renforcer la sangle abdominale et les muscles stabilisateurs.
– Améliorer la posture et l'équilibre.
– Réduire les tensions et prévenir la raideur.

Techniques
– Exercices de gainage doux en position allongée ou assise.
– Travail du centrage : contrôle du bassin et de la respiration.
– Mouvements lents de flexion et extension en coordination avec l'expiration.
– Utilisation possible de ballons ou bandes élastiques légères.

Conseils
Éviter les exercices en appui prolongé sur les poignets.
Travailler lentement, en respectant la douleur et la respiration.
Deux à trois séances par semaine améliorent la stabilité, la souplesse et la conscience corporelle.

11.4 Étirements simples

Les étirements simples maintiennent la souplesse, réduisent la raideur et améliorent la circulation. Ils sont essentiels pour entretenir la mobilité articulaire au quotidien.

Objectifs
– Prévenir les rétractions musculaires.
– Diminuer la douleur et la tension.
– Favoriser la détente et la fluidité du mouvement.

Techniques
– Étirement des bras au-dessus de la tête à l'inspiration, relâchement à l'expiration.
– Flexion douce du tronc en avant, genoux légèrement fléchis.
– Étirement des jambes en position assise, sans forcer.
– Ouverture du thorax en ramenant les omoplates vers l'arrière.

Conseils
Réaliser chaque mouvement lentement, sans à-coups ni douleur.
Quelques minutes d'étirements matin et soir améliorent la souplesse et la récupération musculaire.

11.5 Marche lente

La marche lente est une activité simple et complète, adaptée à la polyarthrite rhumatoïde. Elle entretient la mobilité articulaire, stimule la circulation et améliore la posture sans surcharge.

Objectifs
– Maintenir la fonction locomotrice.
– Renforcer les muscles des jambes et du tronc.
– Favoriser la coordination et la respiration.

Techniques
– Marche à rythme régulier sur terrain plat.
– Déroulé complet du pas : talon, plante, orteils.
– Coordination respiration-mouvement : inspirer à la levée du pied, expirer à la pose.
– Durée progressive de 10 à 30 minutes selon la tolérance.

Conseils
Porter des chaussures confortables et stables.
Éviter les terrains irréguliers ou les montées prolongées.
Pratiquée quotidiennement, la marche lente entretient la souplesse, la force et la stabilité générale.

11.6 Aquagym douce

L'aquagym douce associe les bienfaits de l'eau et du mouvement. Elle permet de mobiliser les articulations sans contrainte, de renforcer la musculature et d'améliorer la circulation tout en diminuant la douleur.

Objectifs
– Favoriser la mobilité sans charge.
– Renforcer les muscles en douceur.
– Détendre les articulations et améliorer la respiration.

Techniques
– Marche lente dans l'eau, avec mouvements amples des bras.
– Flexions et extensions des genoux et hanches en appui sur le rebord.
– Mouvements circulaires des bras et des jambes pour stimuler la coordination.
– Exercices de flottaison pour relâcher les tensions.

Conseils
Travailler dans une eau à 32–34 °C pendant 20 à 30 minutes.
Éviter les mouvements brusques ou les sauts.
Une pratique régulière 2 à 3 fois par semaine améliore la souplesse, la force et la détente globale.

11.7 Exercices de renforcement isométrique

Le renforcement isométrique consiste à contracter un muscle sans mouvement articulaire, ce qui le rend particulièrement adapté aux phases douloureuses ou inflammatoires de la polyarthrite rhumatoïde.

Objectifs
– Entretenir la force musculaire sans contrainte mécanique.
– Stabiliser les articulations.
– Prévenir la fonte musculaire liée à l'inactivité.

Techniques
– Contraction du quadriceps : en position assise, tendre la jambe et maintenir la contraction 5 à 10 secondes.

– Contraction des fessiers : allongé sur le dos, serrer les fessiers puis relâcher lentement.
– Contraction des biceps : appuyer doucement la main contre une surface fixe.
– Répéter 10 à 15 fois par groupe musculaire.

Conseils
Respirer calmement pendant l'effort et éviter de bloquer la respiration.
Ne jamais forcer ni provoquer de douleur.
Ces exercices simples, pratiqués quotidiennement, entretiennent la tonicité et la stabilité sans irriter les articulations.

11.8 Exercices respiratoires

Les exercices respiratoires améliorent l'oxygénation, la détente et la mobilité thoracique souvent limitée par la douleur et la posture fléchie. Ils complètent la rééducation fonctionnelle.

Objectifs
– Favoriser une respiration ample et régulière.
– Diminuer les tensions musculaires.
– Améliorer la capacité respiratoire et la relaxation.

Techniques
– Inspiration lente par le nez, expansion du thorax, expiration longue par la bouche.
– Respiration alternée : inspiration par une narine, expiration par l'autre.
– Respiration costale : poser les mains sur les côtes et sentir leur écartement à chaque inspiration.
– Travail combiné : associer respiration et étirements des bras.

Conseils
Pratiquer dans le calme, 5 à 10 minutes par jour.
Associer la respiration au mouvement pour relâcher les tensions et améliorer la posture.

11.9 Routine quotidienne

Une routine quotidienne régulière aide à entretenir la mobilité, à gérer la douleur et à prévenir la raideur. Elle structure la journée du patient et favorise la constance dans les progrès.

Objectifs
– Maintenir la souplesse articulaire.

– Réduire la douleur et la fatigue.
– Préserver la force et l'autonomie.

Programme type
– **Matin** : échauffement doux, respiration profonde, mobilisation articulaire lente.
– **Milieu de journée** : marche courte ou exercices de renforcement isométrique.
– **Soir** : étirements légers, auto-massage, respiration de relaxation.

Conseils
Alterner activité et repos pour éviter la surcharge.
Effectuer chaque jour quelques mouvements, même courts, dans les amplitudes indolores.
La régularité quotidienne assure la stabilité fonctionnelle et le confort articulaire.

11.10 Repos actif

Le repos actif permet de récupérer sans interrompre complètement le mouvement. Il aide à diminuer la fatigue, à éviter l'enraidissement et à maintenir la circulation articulaire.

Objectifs
– Prévenir la raideur due à l'immobilité.
– Favoriser la récupération musculaire.
– Réduire la douleur et la fatigue générale.

Techniques
– Alterner les positions assise, debout et allongée.
– Pratiquer des mouvements lents d'étirement ou de respiration pendant les pauses.
– Éviter les positions fixes prolongées, même au repos.
– Allonger les jambes, bouger les chevilles ou les épaules toutes les 30 à 45 minutes.

Conseils
Le repos ne signifie pas immobilité. De petits mouvements doux entretiennent la souplesse et accélèrent la récupération.
Intégré dans la routine quotidienne, le repos actif permet au corps de se régénérer tout en restant fonctionnel.

Chapitre 12 : Nutrition anti-inflammatoire

12.1 Aliments pro et anti-inflammatoires

Ce que nous mangeons influence directement notre inflammation, notre énergie et notre humeur. Dans la polyarthrite rhumatoïde, l'assiette devient un véritable outil thérapeutique. Certains aliments attisent le feu de l'inflammation comme de l'essence sur une braise, tandis que d'autres, au contraire, agissent comme des pompiers naturels. Le but n'est pas de suivre un régime triste et frustrant, mais de construire un mode de vie savoureux, coloré et bénéfique pour les articulations.

Les aliments pro-inflammatoires : les fauteurs de troubles

Ce sont les aliments qui excitent le système immunitaire et favorisent la production de cytokines inflammatoires. On ne les bannit pas toujours totalement, mais on apprend à les dompter.
– **Les sucres rapides** : viennoiseries, sodas, pâtisseries industrielles. Ils élèvent la glycémie, favorisent la fatigue et la douleur articulaire. Un petit plaisir sucré à l'occasion, oui, mais pas un marathon de biscuits.
– **Les graisses saturées** : charcuteries, fromages à pâte dure, fritures, plats industriels. Elles entretiennent un terrain inflammatoire persistant et ralentissent la récupération musculaire.
– **Les produits ultra-transformés** : tout ce qui a plus d'ingrédients que de goût. Additifs, conservateurs, colorants : un cocktail irritant pour les articulations et le microbiote.
– **L'alcool** : il déshydrate, acidifie et perturbe le foie, organe clé dans la régulation inflammatoire. Un verre de vin de temps en temps, pourquoi pas, mais l'abus est l'ennemi de la mobilité.
– **Les excès de gluten et de produits laitiers** : chez certaines personnes sensibles, ils aggravent les douleurs. Il ne s'agit pas de tout supprimer, mais d'observer comment le corps réagit.

Les aliments anti-inflammatoires : les alliés du mouvement

Heureusement, la nature a prévu des remèdes délicieux pour calmer l'inflammation. Ces aliments nourrissent, réparent et redonnent de la vitalité.
– **Les poissons gras** (saumon, sardine, maquereau, hareng) : riches en oméga-3, ils apaisent les articulations comme un baume naturel. Deux portions par semaine, et vos genoux diront merci.
– **Les huiles végétales** : colza, noix, lin, olive. Elles remplacent avantageusement le beurre et équilibrent les graisses dans l'assiette.
– **Les fruits et légumes colorés** : plus la couleur est vive, plus le contenu en antioxydants est élevé. Rouge, orange, vert, violet : c'est la palette anti-raideur.
– **Les épices médicinales** : curcuma, gingembre, cannelle, ail. Ces champions naturels réduisent les cytokines et boostent la digestion. Un peu chaque jour dans vos plats suffit.
– **Les légumineuses** (lentilles, pois chiches, haricots) : elles remplacent avantageusement la viande rouge tout en fournissant fibres, protéines et minéraux.
– **Les noix et graines** : amandes, noix, graines de chia ou de lin, de vrais concentrés d'énergie et d'oméga-3.
– **Le thé vert et les fruits rouges** : riches en polyphénols, ils combattent le stress oxydatif et donnent un petit coup de fouet mental.

L'assiette idéale du kiné motivé

Imaginez une assiette colorée : du quinoa, du saumon, des légumes vapeur arrosés d'un filet d'huile d'olive, un peu de curcuma et, pour dessert, une poignée de myrtilles. Simple, sain, efficace. Et surtout, pas frustrant.

Le mot d'ordre : plaisir et équilibre

Le régime anti-inflammatoire n'est pas une punition, c'est une stratégie de longévité. Il ne s'agit pas de tout interdire, mais de faire pencher la balance du bon côté. Chaque repas devient une mini-séance de kiné interne : le corps se détend, la digestion s'améliore et l'humeur suit.

Manger bien, c'est aussi bouger mieux. Un corps nourri intelligemment retrouve de la fluidité, un esprit léger, et même un peu d'humour pour affronter les jours de raideur. Parce qu'au fond, l'alimentation anti-inflammatoire, c'est un peu de bon sens, beaucoup de couleurs et une pincée de joie.

12.2 Suppléments utiles (oméga-3, curcuma)

Certains compléments alimentaires peuvent donner un vrai coup de main à vos articulations, surtout quand la fatigue, le stress ou les poussées inflammatoires s'invitent un peu trop souvent. Ils ne remplacent jamais une bonne alimentation, mais ils agissent comme de petits renforts de terrain, toujours prêts à calmer le feu articulaire et à redonner de l'énergie.

Les oméga-3 : les pompiers cellulaires

Les oméga-3, ce sont les graisses intelligentes. Pendant que les graisses saturées entretiennent l'inflammation, les oméga-3 l'éteignent doucement, sans faire de bruit. Ils réduisent la production de cytokines inflammatoires (IL-1, TNF-α) et améliorent la souplesse des membranes cellulaires.

– **Où les trouver ?** Dans le saumon, les sardines, le maquereau, les graines de lin, les noix et l'huile de colza.

– **En complément** : sous forme d'huile de poisson (EPA/DHA) ou d'huile de krill. Une cure de 2 à 3 g par jour, validée par le médecin, suffit souvent à apaiser les articulations.

– **Effet bonus** : ils améliorent la mémoire et la concentration — idéal quand la douleur fatigue le mental.

Le curcuma : l'or jaune anti-inflammatoire

Le curcuma, c'est la star incontestée du monde végétal. Sa molécule active, la curcumine, a des effets anti-inflammatoires comparables à certains médicaments légers, sans leurs effets secondaires.

– **Comment l'utiliser ?** En cuisine, associé au poivre noir et à un corps gras (huile d'olive, lait végétal) pour favoriser son absorption.
– **En complément** : sous forme de gélules standardisées à 95 % de curcuminoïdes, souvent combinées à la pipérine (poivre noir) ou à la bromélaïne (ananas) pour renforcer l'effet.
– **Effets** : réduit les douleurs, améliore la souplesse, stimule la digestion et équilibre le moral.

Le gingembre : l'anti-raideur express

Ce cousin du curcuma agit sur la microcirculation et la souplesse articulaire. En tisane, râpé frais ou en complément, il aide à réduire les douleurs et à retrouver un peu de légèreté. Bonus : il réveille aussi la vitalité générale.

Les vitamines et minéraux : le carburant du mouvement

– **Vitamine D** : indispensable à l'absorption du calcium et à la santé osseuse, surtout si vous manquez de soleil.
– **Magnésium bisglycinate** : diminue la fatigue nerveuse et musculaire, améliore le sommeil et réduit les tensions.
– **Zinc et sélénium** : soutiennent l'immunité et participent à la réparation cellulaire.

Petite astuce de kiné gourmet

Le duo gagnant : une cuillère d'huile de colza + une pincée de curcuma + un peu de gingembre frais dans un plat chaud ou une soupe. Simple, savoureux et efficace.

Le mot de la fin : la constance plutôt que la surdose

Les compléments ne sont pas des miracles en gélules, mais des alliés discrets. Pris régulièrement, avec une bonne hygiène de vie, ils apaisent l'inflammation, boostent le moral et redonnent de la souplesse au corps.
L'idée n'est pas de transformer la cuisine en pharmacie, mais de donner à vos articulations ce qu'elles réclament depuis longtemps : un peu de soin, beaucoup de mouvement et une pincée d'équilibre.

12.3 Importance des antioxydants

Les antioxydants sont les gardiens silencieux de vos cellules, les petits super-héros qui neutralisent les radicaux libres avant qu'ils ne sèment la pagaille. Dans la polyarthrite rhumatoïde, l'inflammation chronique produit un excès de ces radicaux, véritables « rouille biologique » qui abîment les tissus, accélèrent la fatigue et entretiennent la douleur. Les antioxydants, eux, viennent polir, réparer, apaiser et redonner du tonus à tout ce système un peu surchauffé.

Pourquoi ils sont indispensables

L'inflammation chronique fonctionne comme un feu qui ne s'éteint jamais complètement. Les antioxydants, en neutralisant les molécules agressives, évitent que ce feu ne se transforme en incendie. Ils protègent les membranes cellulaires, favorisent la récupération musculaire et participent à la régénération du cartilage. Résultat : moins de douleur, plus d'énergie et un vieillissement cellulaire ralenti.

Les sources naturelles les plus puissantes

– **Les fruits rouges** (myrtilles, framboises, mûres) : une poignée par jour, et votre système immunitaire danse de joie.
– **Les légumes verts** (épinards, brocolis, chou kale) : bourrés de vitamines C et E, ils protègent les tissus articulaires.
– **Le thé vert** : riche en catéchines, il aide à calmer l'inflammation systémique et à rester alerte sans excès de caféine.
– **Le chocolat noir** (70 % minimum) : source de polyphénols, il améliore la circulation et fait plaisir à l'âme — double effet thérapeutique garanti.
– **Les épices colorées** : curcuma, gingembre, cannelle et paprika contiennent des composés antioxydants puissants et naturels.
– **Les huiles végétales de première pression à froid** (olive, colza, lin) : elles nourrissent les membranes cellulaires et renforcent l'action des vitamines.

Les vitamines stars

– **Vitamine C** : accélère la réparation tissulaire et soutient la production de collagène.
– **Vitamine E** : protège les cellules nerveuses et articulaires du stress oxydatif.
– **Bêta-carotène et sélénium** : duo anti-fatigue et booster du système immunitaire.

Astuce "assiette colorée"

Plus votre assiette est colorée, plus elle est riche en antioxydants. Rouge tomate, vert épinard, jaune curcuma, violet aubergine... La couleur, c'est la santé. Un plat terne, c'est souvent un plat pauvre en énergie. Un plat éclatant, c'est un coup de fouet pour les articulations et le moral.

Les antioxydants sont vos kinés internes : ils réparent, détendent et protègent. Ils ne demandent qu'une chose : être invités à chaque repas.
Alors, laissez tomber la grisaille alimentaire. Mettez de la couleur dans votre assiette, un sourire sur vos lèvres et un peu de légèreté dans vos articulations.

12.4 Éviter les sucres raffinés

Les sucres raffinés sont de vrais saboteurs métaboliques. Ils enflamment, fatiguent et affaiblissent tout ce qu'ils touchent : articulations, muscles, système nerveux et même humeur. Dans la polyarthrite rhumatoïde, ils agissent comme un carburant pour l'inflammation, entretenant la douleur et la raideur tout en perturbant la récupération.

Lorsque l'on consomme des produits riches en sucres rapides — pâtisseries, biscuits industriels, sodas, céréales sucrées, pain blanc — la glycémie s'élève brutalement. Cette montée en flèche pousse le pancréas à produire une dose massive d'insuline. Et cette hormone, lorsqu'elle est stimulée trop souvent, déclenche des réactions inflammatoires de bas grade, amplifiant la douleur articulaire et le gonflement. Résultat : les articulations se sentent surchargées, le corps devient fatigué et l'énergie chute comme un soufflé.

Mais ce n'est pas tout. Les sucres raffinés modifient aussi la composition du microbiote intestinal. Un intestin déséquilibré, c'est une barrière immunitaire fragile et un terrain inflammatoire entretenu. Le sucre affaiblit les bonnes bactéries et nourrit celles qui favorisent la perméabilité intestinale, laissant passer dans le sang des molécules qui stimulent encore l'inflammation. C'est un cercle vicieux : plus on consomme de sucre, plus on crée de douleur.

La solution n'est pas de supprimer tout plaisir, mais de **remplacer intelligemment**. Les fruits frais contiennent du fructose naturel associé à des fibres, des vitamines et des antioxydants qui ralentissent l'absorption et stabilisent la glycémie. Le miel pur ou le sucre de coco peuvent être utilisés en petite quantité, sans provoquer le même chaos métabolique. Les compotes maison, le chocolat noir, les smoothies verts ou les dattes hachées remplacent avantageusement les desserts industriels.

L'objectif n'est pas de devenir austère, mais conscient. Chaque fois qu'on choisit un fruit plutôt qu'un biscuit, le corps nous remercie avec un peu plus d'énergie, moins de fatigue et une meilleure mobilité.
Le sucre, c'est comme une personne toxique : un peu, ça passe encore, mais trop souvent, ça finit toujours par faire mal.

12.5 Réduire le gluten et les produits laitiers

Gluten et produits laitiers : deux invités omniprésents dans nos assiettes, mais pas toujours bien tolérés par nos articulations. Chez certaines personnes atteintes de polyarthrite rhumatoïde, ils peuvent jouer le rôle d'« allumeurs silencieux » de l'inflammation, perturbant le système immunitaire et aggravant les douleurs.

Le **gluten**, présent dans le blé, l'orge, le seigle et leurs dérivés, est une protéine parfois mal digérée. Chez les sujets sensibles, il provoque une micro-inflammation de la paroi intestinale. Cette irritation altère la barrière intestinale, laissant passer dans le sang des fragments de protéines qui activent le système immunitaire. Le résultat ? Un corps en état d'alerte permanente, prêt à s'attaquer à tout — y compris à ses propres tissus articulaires.
Cela ne signifie pas qu'il faut tout bannir du jour au lendemain, mais plutôt observer. Beaucoup de patients remarquent une amélioration notable après trois à quatre semaines d'allègement : moins de raideur matinale, meilleure digestion, énergie plus stable. Les alternatives existent et sont savoureuses : riz complet, quinoa, sarrasin, millet, patate douce. Le secret est dans la variété.

Quant aux **produits laitiers**, ils sont souvent montrés du doigt à cause de leur teneur en caséine et en lactose, qui peuvent également entretenir une inflammation de bas grade chez les personnes sensibles. Certains laits provoquent des réactions immunitaires locales, créant des douleurs articulaires diffuses. Là encore, tout dépend de la tolérance

individuelle.
Réduire ne veut pas dire supprimer : il est possible de tester une période sans produits laitiers (3 à 4 semaines), puis de réintroduire progressivement pour observer la réaction du corps. Les alternatives végétales — lait d'amande, de coco, de soja ou d'avoine — offrent des textures et saveurs variées sans effet inflammatoire.

Une alimentation pauvre en gluten et en produits laitiers n'a rien d'ennuyeux. C'est même une opportunité de créativité culinaire : crêpes de sarrasin, gratins au lait de coco, mueslis maison, smoothies végétaux...
Et surtout, c'est un moyen simple de redonner un peu de calme à l'organisme. Moins d'irritation intestinale, c'est souvent moins de douleur articulaire.
On dit parfois que « le ventre est le miroir de nos articulations » — apaisons l'un, et l'autre suivra naturellement.

12.6 Hydratation

L'hydratation est le carburant silencieux du corps. Sans eau, rien ne fonctionne correctement : ni les muscles, ni les articulations, ni même le cerveau. Dans la polyarthrite rhumatoïde, une bonne hydratation n'est pas un détail — c'est une véritable stratégie thérapeutique. L'eau lubrifie les articulations, élimine les toxines issues de l'inflammation et soutient la récupération musculaire. En résumé : boire, c'est bouger mieux.

Quand le corps manque d'eau, le liquide synovial (celui qui permet aux articulations de glisser sans friction) s'épaissit, la fatigue augmente et la douleur s'installe plus facilement. C'est comme si vos articulations fonctionnaient sans huile : tout grince, tout tire, tout brûle. L'eau, au contraire, garde ce système fluide, vivant et mobile.

Mais attention, il ne s'agit pas seulement de boire plus, il faut **boire mieux**.
– **L'eau plate** reste la meilleure alliée : à température ambiante, répartie tout au long de la journée, environ 1,5 à 2 litres selon l'activité.
– **Les tisanes anti-inflammatoires** (curcuma, gingembre, romarin, ortie) hydratent tout en apaisant.
– **Le thé vert** et **les infusions de fruits rouges** offrent des antioxydants précieux.
– **L'eau citronnée** le matin stimule le foie et aide à éliminer les déchets inflammatoires.

Les boissons sucrées, alcoolisées ou excitantes, elles, déshydratent. Elles donnent une fausse impression d'énergie mais volent à l'organisme ce dont il a le plus besoin : sa fluidité. Un café, oui, mais accompagné d'un grand verre d'eau.

Un bon repère : si vos lèvres sont sèches, vos articulations le sont aussi. Si votre urine est foncée, votre liquide synovial manque de clarté. Et si vous sentez un regain d'énergie après un grand verre d'eau, c'est que votre corps vous en réclamait depuis un moment.

Hydrater, c'est lubrifier la vie. Chaque gorgée redonne un peu de mouvement, un peu de légèreté et, mine de rien, un peu d'optimisme. Parce qu'un corps bien hydraté, c'est un corps qui respire, un corps qui circule — et un esprit qui s'apaise.

12.7 Microbiote intestinal

Le microbiote intestinal, c'est ce petit peuple invisible qui habite dans vos intestins — des milliards de bactéries qui, quand tout va bien, travaillent pour vous. Mais quand l'équilibre se dérègle, ce même petit peuple peut se transformer en une armée de mutins qui entretiennent l'inflammation et épuisent l'organisme. Dans la polyarthrite rhumatoïde, l'intestin n'est pas seulement un tuyau digestif : c'est un organe immunitaire à part entière. Sa santé influence directement la douleur, la fatigue et la réaction inflammatoire.

Un microbiote équilibré agit comme un bouclier : il filtre les intrus, régule le système immunitaire et empêche les toxines d'entrer dans le sang. À l'inverse, un microbiote abîmé crée ce qu'on appelle une **hyperperméabilité intestinale** — les parois deviennent poreuses, laissent passer des molécules étrangères, et le système immunitaire, croyant à une invasion, s'emballe. Résultat : les articulations en subissent les conséquences, parfois sans que l'on s'en rende compte.

Heureusement, il est possible de remettre un peu d'ordre dans cette petite ville intérieure.
– **Les fibres** sont les premiers alliés : elles nourrissent les bonnes bactéries comme des jardiniers qui entretiennent leur sol. On les trouve dans les fruits, les légumes, les légumineuses et les céréales complètes.
– **Les aliments fermentés** (yaourt végétal, kéfir, choucroute crue, miso, kombucha) apportent des probiotiques naturels qui repeuplent l'intestin de bactéries bienveillantes.
– **Les prébiotiques**, eux, sont la nourriture de ces probiotiques : oignons, poireaux, ail, banane, topinambour.
– **Les épices douces** comme le curcuma, le cumin et la cannelle calment l'inflammation intestinale et facilitent la digestion.
– **Le bouillon d'os** ou les soupes maison riches en légumes et collagène végétal participent à la réparation de la muqueuse intestinale.

En revanche, certains aliments perturbent gravement le microbiote : les sucres raffinés, les plats ultra-transformés, les additifs alimentaires et l'alcool. Ils nourrissent les mauvaises bactéries et créent un déséquilibre durable.

L'intestin, c'est un peu le chef d'orchestre silencieux de votre santé. Si la mélodie est dissonante, le reste du corps en subit les fausses notes. Si au contraire, vous en prenez soin, tout devient plus fluide : la digestion, le sommeil, la concentration, la bonne humeur et même la souplesse articulaire.

Un intestin heureux, c'est un corps qui se défend mieux, un moral plus stable et des articulations plus paisibles. Écoutez-le, nourrissez-le bien, et il fera le reste — sans jamais réclamer d'augmentation.

12.8 Exemple de menus équilibrés

Manger anti-inflammatoire ne veut pas dire renoncer au plaisir, au goût ou à la convivialité. C'est une cuisine colorée, vivante, pleine d'arômes et de textures — une cuisine qui soigne sans ennuyer. Le secret est d'associer des aliments riches en nutriments, pauvres en sucres rapides, et toujours remplis de bonnes graisses et d'antioxydants. Voici quelques idées concrètes pour des journées savoureuses et articulations sereines.

Petit-déjeuner énergie fluide
Un grand verre d'eau tiède citronnée pour réveiller le foie et les articulations. Un porridge de flocons d'avoine ou de sarrasin (sans gluten) avec du lait d'amande, des graines de chia et des fruits rouges frais. Une cuillère de miel brut ou un carré de chocolat noir 80 % pour la douceur. Terminer avec une tasse de thé vert ou une infusion au gingembre et au curcuma. Ce petit-déjeuner hydrate, équilibre la glycémie et envoie un signal positif au corps : la journée peut démarrer en souplesse.

Déjeuner articulations zen
En entrée, une salade de quinoa, avocat, concombre, carottes et graines de sésame, arrosée d'un filet d'huile d'olive et de citron. En plat, un filet de saumon ou du tofu grillé accompagné de légumes vapeur — brocolis, haricots verts, courgettes — et d'un peu de riz complet ou de patate douce pour les glucides lents. En dessert, une compote maison ou un yaourt végétal au lait de coco. Ce repas recharge le corps en oméga-3, en fibres et en antioxydants sans alourdir la digestion.

Goûter anti-fatigue
Une poignée de noix ou d'amandes, une banane ou quelques dattes, et une tisane chaude à la cannelle ou au citron. Ce petit en-cas maintient l'énergie stable et calme les fringales sans excès de sucre.

Dîner récupération et sommeil
Un potage de légumes maison (poireaux, carottes, curcuma) avec un filet d'huile de lin ajoutée à froid, suivi d'une omelette aux herbes ou d'un pavé de tofu sauté au gingembre. Une salade de mâche, betterave et graines de courge apporte une touche de fraîcheur. Terminer par une tisane relaxante à la mélisse ou à la verveine. Ce dîner léger apaise le système nerveux, facilite la digestion et prépare au sommeil.

Petit extra du week-end
Des pancakes à la farine de riz et au lait de coco servis avec des fruits frais, un curry de lentilles corail au lait de coco et au curcuma, ou une mousse au chocolat noir mélangée à une cuillère de purée d'amande. Des plats réconfortants, équilibrés et bons pour le moral.

Les règles d'or restent simples : plus l'assiette est colorée, plus elle est riche en nutriments protecteurs. Chaque repas doit contenir une source de protéines, de bonnes graisses et de fibres. Il faut manger lentement, dans le calme, et boire régulièrement tout au long de la journée. Manger ainsi, c'est faire une séance de kiné intérieure : on nourrit ses articulations, on libère son énergie et on termine le repas avec un vrai sentiment de légèreté et de vitalité.

12.9 Recettes simples et rapides

Bien manger ne doit jamais devenir une corvée. Avec quelques ingrédients de base, un peu de couleur et une touche de curiosité, on peut préparer des repas anti-inflammatoires délicieux en un clin d'œil. Le but : nourrir ses articulations, se faire plaisir et garder du temps pour vivre, bouger, respirer.

Salade express vitalité
Mélanger du quinoa cuit, des tomates cerises, du concombre, de l'avocat, du maïs, un peu de roquette et des graines de courge. Arroser d'un filet d'huile d'olive et de jus de citron, ajouter une pincée de curcuma et de poivre. Servir frais. Simple, coloré et parfait pour une pause déjeuner sans raideur.

Soupe douceur anti-raideur
Faire revenir doucement dans un peu d'huile d'olive un oignon, deux carottes, un poireau et un morceau de gingembre. Ajouter de l'eau, du curcuma, une pointe de sel marin et laisser mijoter 20 minutes. Mixer le tout avec un peu de lait de coco. Résultat : une soupe chaude, onctueuse, qui détend jusqu'aux articulations.

Omelette apaisante
Battre deux œufs avec des herbes fraîches (persil, basilic ou coriandre), ajouter une poignée d'épinards et quelques dés de courgette. Cuire à feu doux dans un peu d'huile d'olive. Servir avec une salade de mâche. Un repas complet, rapide et bon pour le moral.

Curry express de lentilles corail
Faire revenir un oignon et une gousse d'ail dans de l'huile de coco. Ajouter une cuillère de pâte de curry doux, 150 g de lentilles corail rincées, 400 ml de lait de coco et un peu d'eau. Laisser mijoter 20 minutes, parsemer de coriandre fraîche. Un plat qui réchauffe le cœur et calme les inflammations.

Smoothie "articulations heureuses"
Mixer une banane, une poignée de myrtilles, une cuillère à café de graines de lin moulues, un petit morceau de gingembre et 200 ml de lait d'amande. Boire bien frais. Ce smoothie est une dose instantanée d'énergie et d'antioxydants.

Barres maison sans sucre
Mixer 8 dattes, 2 cuillères à soupe de flocons d'avoine, une poignée d'amandes et une

cuillère de graines de chia. Former des barres, les mettre au réfrigérateur 30 minutes. À grignoter quand la fatigue ou la gourmandise se font sentir.

Ces recettes se préparent en moins de 30 minutes, ne nécessitent ni chef étoilé ni matériel spécial. Elles redonnent envie de cuisiner, même les jours de douleurs ou de fatigue. Le secret, c'est la simplicité : plus c'est naturel, mieux le corps comprend. Une cuisine vivante, pleine de goût et de bon sens, c'est le premier vrai traitement plaisir des articulations.

12.10 Conseils pratiques

Manger anti-inflammatoire, ce n'est pas suivre un régime strict, mais adopter un style de vie plus fluide, plus conscient et beaucoup plus savoureux. Quelques gestes simples suffisent pour transformer l'alimentation en un véritable outil thérapeutique au quotidien.

Manger lentement
Le stress au moment du repas est l'ennemi numéro un de la digestion. Prendre le temps de mâcher, respirer et savourer apaise le système nerveux et améliore l'assimilation des nutriments. Un repas détendu vaut mieux qu'un repas parfait avalé dans la précipitation.

Préférer le frais au transformé
Les plats préparés contiennent souvent trop de sucre, de sel et d'additifs. Cuisiner soi-même, même simplement, permet de reprendre le contrôle sur ce qu'on met dans son corps. Quelques légumes de saison, une bonne huile, des herbes, et voilà un repas complet.

Jouer avec les épices
Le curcuma, le gingembre, la cannelle et le poivre noir sont de véritables anti-inflammatoires naturels. Ils relèvent les plats tout en apaisant les articulations. Mettez-en un peu partout, sans compter — le corps adore.

Miser sur la couleur
Une assiette monotone fatigue le moral. Plus il y a de couleurs, plus il y a de vitamines, d'antioxydants et de plaisir. Rouge tomate, vert épinard, orange carotte, violet aubergine : un vrai feu d'artifice thérapeutique.

Garder le plaisir
Un carré de chocolat noir, un bon repas entre amis, un verre de vin occasionnel — tout cela fait partie de la santé. L'équilibre, c'est aussi laisser un peu de place à la joie. Ce qu'on mange avec plaisir nourrit mieux que ce qu'on avale avec culpabilité.

Organiser sans compliquer
Préparer quelques repas à l'avance, avoir toujours des fruits secs, des légumes lavés et

du riz complet prêt à cuire évite les “urgences alimentaires”. Moins de stress, plus de cohérence.

Hydrater, encore et toujours
L’eau est votre meilleur anti-inflammatoire. Gardez une bouteille à portée de main et buvez avant d’avoir soif. Chaque gorgée aide vos articulations à glisser plus librement.

Écouter son corps
Certains aliments vous réussissent, d’autres non. Notez, observez, adaptez. Votre corps vous parle, il faut juste lui laisser le temps de finir ses phrases.

Ces conseils, appliqués sans rigidité mais avec constance, transforment l’alimentation en un allié durable. Manger ainsi, c’est choisir la vitalité, la légèreté et la bonne humeur — trois ingrédients indispensables pour garder le mouvement vivant.

Chapitre 13 : Gestion de la douleur

13.1 Techniques de chaleur et froid

La chaleur et le froid sont deux alliés puissants pour soulager la douleur et réguler l’inflammation. Bien utilisés, ils agissent comme des médicaments naturels : simples, efficaces et sans effets secondaires. L’un apaise, l’autre calme le feu. Il suffit de savoir quand utiliser lequel.

La chaleur : l’amie du relâchement
La chaleur détend les muscles, assouplit les articulations et améliore la circulation sanguine. Elle est idéale pour réduire la raideur matinale, la tension musculaire et les douleurs chroniques non inflammatoires.
– **Formes à privilégier** : bouillotte, patch chauffant, bain chaud, compresse humide, ou même un bain de paraffine pour les mains.
– **Durée** : 15 à 20 minutes, sur les zones raides ou douloureuses, une à deux fois par jour.
– **Moment idéal** : le matin pour déverrouiller le corps, ou avant la séance de rééducation pour préparer les tissus au mouvement.
La chaleur agit comme un signal de confort pour le cerveau, qui relâche immédiatement la tension musculaire.

Le froid : le pompier naturel
Le froid est l’outil parfait pour calmer l’inflammation et réduire les gonflements lors des poussées douloureuses. Il ralentit la conduction nerveuse et crée un effet anesthésiant local.
– **Formes à utiliser** : poche de glace enveloppée dans un linge, pack de gel froid, gant réfrigéré ou bain froid pour les extrémités.
– **Durée** : 10 à 15 minutes maximum, plusieurs fois par jour si nécessaire.

– **Moment idéal** : en cas de rougeur, chaleur articulaire ou gonflement — typique des poussées inflammatoires.
Le froid, appliqué avec modération, calme la tempête biologique sans agresser les tissus.

Chaleur ou froid : comment choisir ?
– **Poussée inflammatoire = froid.** Il calme, resserre les vaisseaux et apaise la douleur.
– **Raideur et contracture = chaleur.** Elle déverrouille et détend.
– **Douleur mixte = alternance.** Quelques minutes de froid suivies de chaleur relancent la circulation et réduisent la douleur.

Conseils de sécurité
Ne jamais appliquer la glace directement sur la peau. Tester toujours la température avant de poser la source de chaleur. Et surtout, écouter les réactions du corps : si la sensation devient désagréable, on arrête.

Chaleur et froid, bien dosés, remplacent parfois une pilule. Le chaud invite au mouvement, le froid ramène le calme — et entre les deux, le corps retrouve son équilibre.

13.2 TENS et électrothérapie

La TENS (stimulation électrique transcutanée) et l'électrothérapie sont des outils simples et efficaces pour apaiser la douleur sans médicament. Leur principe est scientifique mais leur effet, lui, se ressent immédiatement : une sensation de picotement agréable qui trompe la douleur et redonne un peu de confort au corps.

Principe de la TENS
La TENS utilise de légers courants électriques envoyés à travers la peau, via des électrodes placées près de la zone douloureuse. Ces impulsions stimulent les fibres nerveuses superficielles et bloquent la transmission du signal de douleur au cerveau. Elles favorisent aussi la libération d'endorphines, les hormones naturelles du bien-être.

Indications principales
– Douleurs articulaires chroniques (mains, genoux, épaules).
– Raideur posturale ou tension musculaire persistante.
– Soulagement complémentaire entre les séances de kinésithérapie.

Application pratique
– Les électrodes sont posées de part et d'autre de la zone douloureuse, sur peau propre et sèche.
– L'intensité doit être perceptible mais confortable : un picotement, jamais une brûlure.
– Les séances durent 20 à 30 minutes, une à deux fois par jour selon la douleur.

– L'effet est souvent ressenti dès la première utilisation, surtout après une phase d'adaptation.

Électrothérapie musculaire
Une autre forme d'électrothérapie vise à stimuler directement les muscles. Elle permet de prévenir la fonte musculaire, d'entretenir la force et d'améliorer la circulation locale. Cette technique est utile en cas d'immobilisation prolongée ou de faiblesse musculaire liée à la douleur.
Les séances sont courtes (10 à 20 minutes) et peuvent être associées à des exercices actifs pour renforcer l'effet.

Précautions d'usage
– Ne pas appliquer sur une peau irritée, une plaie ou une zone infectée.
– Éviter le cœur, le cou et les zones proches d'un implant électronique (pacemaker).
– Commencer toujours avec une intensité faible et augmenter progressivement.

Petite astuce de confort
Utilisée après une séance de mobilisation ou d'étirements, la TENS prolonge l'effet relaxant et retarde la réapparition de la douleur. C'est un peu comme un massage invisible qui continue de travailler pendant que vous vous reposez.

La TENS et l'électrothérapie ne remplacent pas le mouvement, mais elles rendent ce mouvement plus facile, plus fluide et surtout plus agréable. Quand le cerveau cesse d'entendre la douleur, le corps recommence à bouger — et c'est là que la vraie rééducation commence.

13.3 Massages doux

Le massage doux est un soin aussi ancien qu'instinctif : on masse là où ça fait mal, et le corps comprend immédiatement le message. Dans la polyarthrite rhumatoïde, il ne s'agit pas de manipuler fort, mais de dialoguer avec les tissus — calmement, lentement, avec bienveillance. Le massage redonne de la fluidité aux muscles, calme le système nerveux et prépare les articulations au mouvement.

Effets recherchés
Le massage stimule la circulation sanguine et lymphatique, aide à éliminer les toxines, diminue la raideur et procure une détente générale. Il agit également sur le mental : la douleur baisse, le souffle s'apaise, le corps reprend confiance.

Techniques simples
– **Lissage** : glisser la main lentement sur les muscles et les articulations, du centre vers les extrémités, sans appuyer.
– **Effleurage circulaire** : petits mouvements ronds avec la paume ou les doigts, parfaits pour les mains, les poignets ou les genoux.
– **Drainage léger** : gestes doux et rythmés pour relancer la circulation, notamment en

cas de gonflement articulaire.
– **Vibration ou tapotement très léger** : sur les muscles fatigués, pour les réveiller en douceur.

Durée et rythme
Cinq à dix minutes par zone suffisent, une ou deux fois par jour. Le massage se pratique de préférence après un bain chaud, une séance de paraffine ou un moment de détente.

Produits recommandés
Une huile végétale (amande douce, argan, sésame) ou une crème neutre peut être utilisée pour faciliter le geste. Quelques gouttes d'huiles essentielles anti-inflammatoires comme la lavande, le romarin ou l'eucalyptus peuvent être ajoutées, si la peau les tolère.

À éviter
Les massages profonds ou appuyés sur une articulation en poussée inflammatoire. Si la peau est rouge, chaude ou gonflée, on laisse la zone tranquille et on privilégie le froid.

Le massage doux est une rencontre entre le corps et le mouvement. Il ne corrige pas tout, mais il rappelle au corps qu'il peut encore se détendre, respirer et bouger sans peur. C'est une sorte de pause bien-être thérapeutique, un dialogue silencieux où la main apaise ce que les mots ne peuvent pas toujours soulager.

13.4 Auto-massage avec balle

L'auto-massage avec balle est une méthode simple, ludique et terriblement efficace pour détendre les muscles et réveiller les articulations sans effort. Il agit comme une petite séance de kiné maison : rapide, ciblée et accessible à tous. Une balle de tennis, de massage ou en mousse dure suffit à faire circuler l'énergie et à calmer la douleur.

Effets bénéfiques
L'auto-massage avec balle stimule la circulation, décolle les tissus collés par la raideur, réduit les tensions musculaires et aide à éliminer les toxines locales. Il redonne de la souplesse aux mains, aux pieds, aux épaules et au dos tout en améliorant la perception du corps.

Techniques pratiques
– **Pour les mains** : poser la balle sur une table et la faire rouler lentement sous la paume, du bout des doigts jusqu'au poignet. Changer de main.
– **Pour les pieds** : en position assise, faire rouler la balle sous la plante du pied en variant la pression. Idéal le matin pour réveiller la circulation.
– **Pour le dos et les épaules** : placer la balle entre le dos et le mur, puis faire de petits mouvements de va-et-vient. Se concentrer sur les zones tendues.

– **Pour les cuisses et les mollets** : assis ou allongé, faire rouler la balle sous la jambe pour détendre les muscles après la marche.

Durée et intensité
Quelques minutes par zone, une à deux fois par jour. La pression doit être agréable, jamais douloureuse : le but est de détendre, pas de forcer. Si une douleur apparaît, on réduit la pression ou on change de zone.

Petits conseils
– Utiliser la balle sur une surface stable et respirer profondément pendant le massage.
– Pratiquer après la chaleur (bain, douche) pour plus d'efficacité.
– Alterner main, pied, dos selon les besoins du jour.

Ce geste simple devient vite addictif : quelques minutes suffisent pour sentir le corps s'alléger et les articulations se libérer. C'est une mini-séance de bien-être à domicile, sans ordonnance et avec effet immédiat.

13.5 Relaxation musculaire

La relaxation musculaire est une technique précieuse pour apaiser la douleur et relâcher les tensions accumulées par la fatigue ou la raideur. Dans la polyarthrite rhumatoïde, les muscles se contractent souvent pour protéger les articulations douloureuses, mais cette vigilance permanente finit par épuiser le corps. Apprendre à détendre ses muscles, c'est réapprendre à respirer, à bouger et à récupérer.

Effets recherchés
La relaxation musculaire diminue le tonus excessif, améliore la circulation et réduit la douleur perçue. Elle agit aussi sur le mental en abaissant le niveau de stress et en rétablissant un équilibre entre effort et repos.

Méthodes simples
– **Contraction-relâchement** : contracter doucement un groupe musculaire (par exemple, les épaules ou les jambes) pendant 5 secondes, puis relâcher complètement en expirant. Ressentir la différence entre tension et détente.
– **Balancement doux** : en position assise, bouger légèrement le tronc ou les bras en rythme avec la respiration pour déverrouiller les tensions.
– **Étirements respirés** : associer une inspiration à un léger étirement, puis relâcher à l'expiration pour amplifier la détente.
– **Relaxation allongée** : s'allonger, yeux fermés, et faire un "scan corporel" mental, en relâchant chaque zone du corps une à une.

Durée et fréquence
10 à 15 minutes par jour suffisent, de préférence le soir ou après une séance de kinésithérapie. Plus la pratique est régulière, plus la détente devient automatique.

Astuces pratiques
Créer une ambiance calme, éteindre les écrans, respirer lentement et éviter toute source de distraction. Une musique douce ou une lumière tamisée amplifie l'effet relaxant.

La relaxation musculaire est une vraie rééducation du calme. Elle apprend au corps à sortir de la défense permanente, à lâcher la douleur et à retrouver un état de fluidité naturelle. C'est une technique simple mais puissante : quand les muscles cessent de se battre, les articulations recommencent à respirer.

13.6 Hypnose thérapeutique

L'hypnose thérapeutique est une approche douce et naturelle qui agit à la frontière entre le corps et l'esprit. Elle aide à modifier la perception de la douleur, à apaiser les tensions et à redonner au patient un sentiment de contrôle sur son corps. Dans la polyarthrite rhumatoïde, où la douleur chronique use autant le mental que les articulations, l'hypnose devient un outil précieux pour calmer le système nerveux et rétablir l'équilibre intérieur.

Principe
L'hypnose n'endort pas : elle ouvre un état de conscience modifié, un espace où le cerveau devient plus réceptif aux sensations apaisantes et moins attentif à la douleur. L'esprit se concentre sur des images positives, des sensations agréables, ou des suggestions de relâchement que le thérapeute guide avec la voix.

Effets thérapeutiques
- Réduction de la perception douloureuse.
- Amélioration du sommeil et de la récupération.
- Diminution du stress et de la fatigue nerveuse.
- Renforcement du sentiment de confiance et d'apaisement global.

Déroulement d'une séance
Le patient s'installe dans une position confortable. Le thérapeute utilise des images mentales simples — marcher sur une plage, respirer la lumière, flotter dans l'eau chaude — pour induire une détente profonde. À ce moment, les zones cérébrales liées à la douleur se calment, la respiration s'apaise et les muscles se relâchent. La séance dure généralement entre 30 et 45 minutes.

Auto-hypnose
Avec un peu de pratique, il est possible de reproduire seul cet état de détente. Fermer les yeux, respirer lentement, se concentrer sur une sensation agréable, puis se répéter intérieurement une phrase apaisante comme « je laisse mon corps se détendre » ou « ma respiration calme la douleur ». Cinq minutes de ce rituel peuvent suffire à désamorcer une tension.

Intérêt dans la rééducation
L'hypnose complète parfaitement les séances de kinésithérapie : elle prépare le corps

au mouvement, diminue la peur du geste et favorise la régularité des exercices. C'est aussi une manière de remettre de la douceur là où le corps a pris l'habitude de lutter.

L'hypnose thérapeutique n'est pas de la magie, mais une forme d'écoute profonde de soi. Elle rappelle au corps que la douleur n'est pas une identité, seulement une information — et qu'il est possible, lentement, de réapprendre à bouger avec sérénité.

13.7 Sophrologie

La sophrologie est une méthode de relaxation active qui aide à retrouver l'équilibre entre le corps, l'esprit et les émotions. Elle est particulièrement adaptée aux personnes atteintes de polyarthrite rhumatoïde, car elle apprend à mieux gérer la douleur, la fatigue et le stress tout en renforçant la conscience corporelle. Là où la douleur crispe et enferme, la sophrologie redonne de la souplesse et du calme.

Principe
La sophrologie associe respiration contrôlée, mouvements doux et visualisations positives. L'objectif est de rétablir une harmonie interne : le corps se détend, le mental s'apaise, et la perception de la douleur s'adoucit. Contrairement à la relaxation passive, le patient reste acteur de la séance, conscient de ce qu'il ressent et de la façon dont il peut agir sur ses tensions.

Bienfaits principaux
– Réduction du stress et de l'anxiété liés à la maladie.
– Diminution de la douleur perçue et amélioration du sommeil.
– Meilleure concentration et récupération psychique.
– Augmentation du sentiment de contrôle et de confiance en soi.

Exemples d'exercices simples
– **Respiration de détente** : inspirer profondément, retenir l'air quelques secondes, expirer lentement en imaginant relâcher la tension. Répéter trois fois.
– **Tension-relâchement** : contracter doucement les épaules à l'inspiration, les relâcher à l'expiration en imaginant la douleur qui s'éloigne.
– **Visualisation apaisante** : fermer les yeux et se représenter un endroit calme et lumineux où le corps retrouve sa légèreté.
– **Mouvement conscient** : tourner lentement la tête, lever un bras ou se redresser, tout en respirant profondément et en ressentant chaque geste.

Déroulement d'une séance
La séance se déroule assis ou debout, dans une tenue confortable. Elle dure entre 20 et 45 minutes. Le sophrologue guide par la voix, mais les exercices peuvent ensuite être pratiqués seul, à la maison, quelques minutes par jour.

Dans la vie quotidienne
Quelques minutes de sophrologie suffisent pour calmer une poussée, apaiser la fatigue

de fin de journée ou retrouver un sommeil réparateur. C'est une façon d'entretenir la détente comme on entretient une articulation : un peu, mais souvent.

La sophrologie, c'est un entraînement à la sérénité. Elle apprend à ne plus subir son corps, mais à l'écouter, à le comprendre et à l'accompagner. Et avec le temps, cette écoute devient une force — silencieuse, mais profondément efficace.

13.8 Respiration consciente

La respiration consciente est une technique simple et puissante pour apaiser la douleur, calmer le mental et restaurer la fluidité du corps. Dans la polyarthrite rhumatoïde, elle agit comme un bouton "pause" intérieur : elle ralentit le stress, réduit les tensions musculaires et redonne au patient un sentiment de maîtrise. Respirer consciemment, c'est choisir de ne plus subir la douleur mais de la traverser avec calme.

Principe
La plupart du temps, on respire sans y penser, vite et superficiellement. La respiration consciente, elle, consiste à observer le souffle, à le guider et à en faire un outil de rééquilibrage. En allongeant l'expiration, on active le système parasympathique, celui du repos et de la récupération. Le cœur ralentit, les muscles se détendent, la douleur perd de son intensité.

Bienfaits
– Diminution du stress et de la tension nerveuse.
– Réduction de la douleur perçue et amélioration de la concentration.
– Meilleure oxygénation musculaire et articulaire.
– Sensation de calme et de légèreté dans tout le corps.

Exercice simple à pratiquer partout
S'asseoir confortablement, poser une main sur le ventre et l'autre sur le thorax. Inspirer lentement par le nez en gonflant le ventre, retenir l'air un instant, puis expirer doucement par la bouche. Observer la descente du ventre et la détente progressive du corps. Répéter dix cycles respiratoires, sans forcer.

Variante "respiration 4-6"
Inspirer pendant 4 secondes, expirer pendant 6 secondes. Cette expiration prolongée favorise le relâchement musculaire et abaisse naturellement le rythme cardiaque.

Conseils pratiques
Pratiquer plusieurs fois par jour : le matin pour démarrer en douceur, en cas de tension ou avant de dormir. Associer cette respiration à un léger auto-étirement ou à une visualisation apaisante amplifie son effet.

La respiration consciente, c'est un dialogue discret entre l'esprit et le corps. Chaque souffle devient une main invisible qui détend, relie et répare. Un exercice si simple qu'il semble banal, et pourtant si puissant qu'il devient, avec la pratique, une vraie thérapie du calme.

13.9 Visualisation positive

La visualisation positive est une méthode mentale qui utilise le pouvoir de l'imagination pour influencer favorablement le corps et apaiser la douleur. Elle s'appuie sur un principe simple mais redoutablement efficace : le cerveau ne fait pas toujours la différence entre ce qu'il imagine intensément et ce qu'il vit réellement. En d'autres termes, penser la détente, c'est déjà commencer à la créer.

Dans la polyarthrite rhumatoïde, où la douleur et la fatigue peuvent devenir envahissantes, la visualisation agit comme une pause régénérante. Elle aide à calmer le système nerveux, à relâcher les tensions musculaires et à restaurer une sensation de légèreté dans tout le corps.

Principe de base
S'installer confortablement, fermer les yeux et laisser venir une image apaisante. Cela peut être un paysage, une lumière, une sensation agréable de chaleur ou de légèreté. Le but est de détourner l'attention de la douleur et d'activer les circuits cérébraux du bien-être.

Exemple de pratique guidée
Respirer calmement et imaginer une douce lumière dorée qui entre par le sommet de la tête à chaque inspiration. Elle descend lentement, réchauffe les épaules, les bras, les mains, puis les articulations une à une. À chaque expiration, la douleur et la tension se dissipent, emportées par la respiration. On peut visualiser les articulations qui se déverrouillent, les muscles qui se relâchent, le corps qui s'allège.

Bienfaits observés
– Diminution de la perception de la douleur.
– Réduction du stress et des pensées négatives.
– Amélioration du sommeil et du moral.
– Sensation de maîtrise et de paix intérieure.

Petits conseils de pratique
Choisir un moment calme, pratiquer 10 à 15 minutes, une ou deux fois par jour. On peut utiliser une musique douce, une bougie ou une huile essentielle pour favoriser la détente. La régularité est plus importante que la durée : mieux vaut cinq minutes tous les jours qu'une longue séance ponctuelle.

La visualisation positive n'est pas une fuite, mais une rééducation du mental. C'est apprendre à orienter son attention vers ce qui apaise plutôt que vers ce qui fait mal. Et avec le temps, le corps suit : la respiration s'ouvre, la posture se redresse, le moral s'allège. C'est un peu comme repeindre son intérieur, mais de l'intérieur.

13.10 Détente guidée

La détente guidée est une pratique de relaxation profonde dans laquelle la voix d'un thérapeute ou d'un enregistrement aide le corps et l'esprit à se relâcher. Elle agit comme un fil conducteur qui accompagne la respiration, détend les muscles et calme le flux des pensées. Pour les personnes atteintes de polyarthrite rhumatoïde, cette méthode est un excellent moyen d'apaiser la douleur, de réduire la fatigue et de retrouver une sensation d'harmonie corporelle.

Principe
La séance commence par un moment d'immobilité et de respiration lente. Une voix douce guide le patient à travers une série de consignes simples : relâcher les épaules, détendre les mains, sentir le poids du corps, laisser fondre les tensions. Peu à peu, le mental se déconnecte du bruit intérieur et le corps passe en mode récupération.

Bienfaits
– Diminution du tonus musculaire et des tensions articulaires.
– Réduction du stress et de la perception de la douleur.
– Amélioration du sommeil et de la concentration.
– Sensation de légèreté et de calme durable.

Déroulement d'une séance
La détente guidée se pratique assis ou allongé dans un endroit silencieux. Les yeux sont fermés, les lumières tamisées. Le thérapeute invite à explorer chaque partie du corps, à respirer lentement et à ressentir le relâchement s'installer. Certains ajoutent des visualisations positives — lumière chaude, chaleur douce, paysage calme — pour renforcer la détente. Une séance dure entre 15 et 30 minutes.

Pratique autonome
Il est possible de s'enregistrer soi-même ou d'utiliser une application d'hypnose, de relaxation ou de méditation guidée. La clé est la régularité : pratiquer quelques minutes chaque jour, de préférence le soir ou après les séances de rééducation, crée un véritable réflexe de détente.

La détente guidée est un soin silencieux, une pause réparatrice qui redonne de la douceur au corps fatigué. C'est un moment où la douleur cesse d'être le centre du monde, remplacée par une sensation de chaleur, de respiration et de vie. Quelques minutes suffisent pour que le corps se souvienne qu'il sait encore se relâcher.

Chapitre 14 : Soutien psychologique et motivation

14.1 Impact émotionnel de la PR

La polyarthrite rhumatoïde n'attaque pas seulement les articulations, elle touche aussi les émotions, parfois en silence. Vivre avec une maladie chronique, c'est devoir composer chaque jour avec la douleur, la fatigue, la peur de la poussée, les rendez-vous médicaux, les limitations physiques — tout cela pèse sur le moral et modifie la manière de percevoir son propre corps.

La douleur répétée épuise le mental. Elle crée une hypervigilance permanente : le corps devient une source d'inquiétude, le mouvement une menace potentielle. Cette tension constante déclenche des réactions de stress, qui à leur tour amplifient la douleur. C'est un cercle vicieux bien connu : plus on souffre, plus on se crispe, plus la douleur s'installe.

Les émotions aussi s'enflamment : colère contre la maladie, culpabilité de dépendre des autres, peur du lendemain, frustration de ne plus faire comme avant. Certaines personnes développent une forme de tristesse silencieuse, une fatigue de l'âme autant que du corps. D'autres se sentent isolées, incomprises, car la douleur ne se voit pas toujours.

Mais la bonne nouvelle, c'est que le corps et l'esprit peuvent se réconcilier. Dès qu'on comprend le lien entre douleur et émotion, on reprend du pouvoir. Respirer profondément, bouger doucement, exprimer ce qu'on ressent, tout cela change la chimie du cerveau et diminue la charge émotionnelle de la maladie.

La kinésithérapie, l'écoute bienveillante, la relaxation, la sophrologie ou même l'humour deviennent des antidépresseurs naturels. Un sourire, un massage, un geste bien exécuté rappellent que le corps reste un allié, pas un ennemi.

L'impact émotionnel de la PR ne doit jamais être minimisé. Le reconnaître, c'est déjà le soigner. Et dans ce processus, la tendresse envers soi-même devient une vraie thérapie : elle rend les douleurs plus supportables, le moral plus solide et la vie à nouveau respirable.

14.2 Anxiété et fatigue

L'anxiété et la fatigue forment un duo bien connu de la polyarthrite rhumatoïde. Elles se nourrissent l'une de l'autre : la douleur entretient l'inquiétude, l'inquiétude empêche le repos, et le manque de repos accentue la douleur. Ce cercle vicieux finit par user aussi bien le corps que l'esprit.

L'anxiété, dans cette maladie, ne vient pas de la faiblesse mentale mais d'une réalité physiologique : l'inflammation chronique stimule les hormones du stress (adrénaline et cortisol), maintenant le corps dans un état d'alerte constant. Le patient dort mal, se réveille fatigué, se sent nerveux ou irritable. Cette tension continue épuise les muscles et accentue la perception de la douleur.

La fatigue, elle, n'est pas un simple manque de sommeil. C'est une fatigue profonde, cellulaire, issue du combat permanent que mène l'organisme contre l'inflammation. Elle se traduit par une sensation de lourdeur, un ralentissement, parfois même une impression d'être "vidé" dès le matin.

Le corps réclame alors une chose simple : du calme. Pour cela, il faut apprendre à l'écouter et à doser ses efforts. Faire moins, mais mieux. Marcher lentement, respirer profondément, accorder du temps au repos actif. Quelques minutes de relaxation ou de respiration consciente peuvent abaisser la tension nerveuse plus efficacement qu'une sieste agitée.

Les techniques de respiration diaphragmatique, la sophrologie, le yoga doux ou la méditation agissent comme des anti-inflammatoires émotionnels. Elles réduisent les pics de cortisol, favorisent un sommeil plus réparateur et restaurent une énergie stable.

La fatigue ne disparaît pas toujours, mais elle devient gérable quand on arrête de la combattre. L'idée n'est pas de "tenir" coûte que coûte, mais d'apprendre à alterner activité et récupération, en respectant ses rythmes.

Quant à l'anxiété, elle s'apaise dès qu'on retrouve la confiance dans le mouvement. Chaque séance de kinésithérapie, chaque progrès, chaque respiration calme le corps et rassure le mental. L'apaisement vient petit à petit, comme une lumière qui revient après un long brouillard : on se sent plus léger, plus lucide, et un peu plus maître de sa vie.

14.3 Importance du soutien moral

Le soutien moral est un pilier essentiel dans la vie des personnes atteintes de polyarthrite rhumatoïde. La maladie est invisible pour les autres, mais omniprésente pour celui qui la vit. Sans un entourage bienveillant, l'isolement émotionnel peut vite devenir aussi douloureux que les symptômes physiques.

Le soutien moral ne guérit pas la maladie, mais il change tout dans la manière de la vivre. Une parole gentille, une écoute sans jugement, un simple regard qui dit "je comprends" peuvent soulager autant qu'un médicament. Les moments de doute, de découragement ou de colère sont inévitables. Dans ces périodes, le fait de se sentir entendu, soutenu et accepté permet au patient de retrouver la force de continuer à se battre.

L'entourage joue un rôle déterminant. Les proches qui prennent le temps d'écouter sans minimiser la douleur, qui encouragent sans presser, deviennent des alliés thérapeutiques.

Il ne s'agit pas de compatir à outrance, mais d'accompagner avec respect. Parfois, un silence partagé vaut mieux qu'un conseil maladroit.

Les professionnels de santé aussi participent à ce soutien moral. Le kinésithérapeute, par sa présence régulière, son écoute et sa compréhension du corps et de la douleur, devient souvent une figure d'ancrage. Il redonne confiance dans le mouvement et prouve, séance après séance, que le corps reste capable de progrès malgré la maladie.

Participer à des groupes de parole, échanger avec d'autres patients, ou simplement partager son expérience permet aussi de briser la solitude. On découvre alors qu'on n'est pas seul à ressentir cette fatigue, cette frustration ou cette peur. L'empathie collective agit comme une thérapie douce : elle redonne espoir et motivation.

Le soutien moral, c'est la main invisible qui empêche de tomber, le lien humain qui allège la douleur. Quand le mental est nourri de compréhension et de bienveillance, le corps réagit mieux, la douleur devient plus supportable et le mouvement retrouve son sens. On guérit peut-être pas la maladie, mais on apprend à guérir de l'intérieur.

14.4 Groupes de parole

Les groupes de parole sont des espaces précieux où les personnes atteintes de polyarthrite rhumatoïde peuvent déposer leurs émotions, partager leurs expériences et se sentir comprises. Ils offrent une respiration psychologique dans un parcours souvent long, médicalisé et solitaire.

Dans un groupe de parole, il n'y a ni jugement ni compétition, seulement des gens qui parlent la même langue : celle de la douleur, de la fatigue, du courage et de la résilience. Entendre les autres, c'est déjà s'alléger. Dire à voix haute ce qu'on garde depuis trop longtemps, c'est souvent le premier pas vers l'apaisement.

Ces rencontres permettent de rompre l'isolement, de relativiser ses propres difficultés et de découvrir des astuces pratiques de la vie quotidienne : comment gérer une poussée, expliquer la maladie à ses proches, ou garder le moral quand la fatigue prend le dessus. Elles redonnent du sens au vécu et rappellent que la maladie ne définit pas la personne.

Le rôle de l'animateur ou du thérapeute est de guider la parole, d'instaurer la confiance et de maintenir un cadre sécurisant. Chacun parle s'il le souhaite, sans pression. Certains écoutent simplement, et c'est déjà thérapeutique.

Les groupes de parole peuvent se tenir dans les hôpitaux, les associations de patients, les cabinets paramédicaux ou même en ligne. Ce qui compte, c'est le lien, pas le lieu.

Ce type d'échange crée une force collective, une solidarité silencieuse. On y apprend que la douleur n'est pas une faiblesse, mais un langage du corps. Et qu'ensemble, on trouve des mots, de la légèreté et parfois même un peu d'humour pour apprivoiser la maladie.

Parler, c'est se libérer. Écouter, c'est guérir un peu. Et dans ces cercles d'humanité, chacun repart plus léger, un peu plus fort, et surtout moins seul.

14.5 Communication avec la famille

La communication avec la famille est un pilier essentiel dans la gestion de la polyarthrite rhumatoïde. Quand la maladie s'installe, elle ne touche pas qu'un seul corps : elle bouscule tout l'équilibre du foyer. Le dialogue devient alors un véritable outil thérapeutique, aussi important que les traitements ou la kinésithérapie.

La difficulté vient souvent du fait que la douleur ne se voit pas. À l'extérieur, le patient semble aller bien, mais à l'intérieur, chaque geste peut être une épreuve. Ce décalage crée parfois des malentendus : les proches pensent que "ce n'est pas si grave", tandis que le malade se sent incompris, voire coupable de se plaindre. C'est là que la communication sincère devient indispensable.

Parler ouvertement de la fatigue, des douleurs, des besoins ou des limites permet d'éviter la frustration et l'épuisement. Expliquer que certaines journées sont plus difficiles que d'autres, que la lenteur n'est pas de la paresse, mais une adaptation, aide les proches à comprendre sans juger.

La famille, de son côté, a aussi besoin d'être guidée. Elle veut bien faire, mais ne sait pas toujours comment. Parfois, un excès d'aide peut être vécu comme une perte d'autonomie, tandis qu'un manque de soutien peut être ressenti comme de l'indifférence. L'équilibre se trouve dans la communication bienveillante : dire ce dont on a besoin, et écouter ce que l'autre ressent.

Les enfants doivent eux aussi être inclus dans ce dialogue. Leur expliquer simplement que la maladie n'est pas contagieuse, mais qu'elle demande du calme, de la patience et un peu d'attention, permet de prévenir les peurs et les malentendus.

Enfin, l'humour reste une arme redoutable contre la tension familiale. Rire ensemble d'une situation, relativiser, trouver des moments légers, tout cela redonne de la cohésion. La maladie n'a pas le dernier mot quand la tendresse et la compréhension restent au centre du foyer.

Une communication authentique transforme la polyarthrite en défi partagé plutôt qu'en combat solitaire. Elle permet à la famille de redevenir une équipe soudée, où chacun trouve sa place — non pas autour de la maladie, mais autour du lien.

14.6 Psychothérapie et résilience

La psychothérapie joue un rôle majeur dans la prise en charge de la polyarthrite rhumatoïde, car elle aide à soigner ce que la douleur physique ébranle : la confiance, la motivation et l'équilibre intérieur. Elle ne vise pas à effacer la souffrance, mais à la transformer, à lui donner un sens et à apprendre à vivre avec elle sans se laisser envahir.

La polyarthrite impose un double défi : corporel et émotionnel. Quand le corps devient imprévisible, l'esprit cherche à reprendre le contrôle. Ce besoin de comprendre, de se sentir à nouveau maître de sa vie, c'est là que la psychothérapie trouve toute sa place. Par la parole, le patient remet de l'ordre dans ce qu'il subit, retrouve une cohérence entre ce qu'il ressent et ce qu'il vit.

Les approches sont multiples : la thérapie cognitivo-comportementale aide à repérer et modifier les pensées négatives qui entretiennent la douleur ("je n'y arriverai plus", "mon corps me trahit"), tandis que la thérapie de soutien offre un espace d'écoute et de bienveillance, où le patient peut exprimer librement sa colère, sa peur ou son découragement.

La résilience, c'est cette force tranquille qui émerge peu à peu du chaos. Ce n'est pas ignorer la douleur, mais apprendre à rebondir malgré elle. Chaque étape franchie — une poussée mieux gérée, un geste retrouvé, une journée sans douleur — devient une victoire intérieure. La résilience se construit à petits pas, souvent avec l'aide d'un thérapeute, d'un kiné, d'un proche, ou même d'une simple parole encourageante.

Un accompagnement psychologique régulier aide aussi à prévenir l'épuisement émotionnel et la dépression, très fréquents dans les maladies chroniques. En apprenant à écouter ses émotions, à poser des limites et à se pardonner ses jours "sans énergie", le patient cesse de subir.

La psychothérapie et la résilience sont comme deux béquilles invisibles : l'une aide à se relever, l'autre à continuer d'avancer. Ensemble, elles permettent de redonner du sens au mouvement, du souffle à l'esprit et un peu de paix au corps. Parce qu'au fond, la vraie guérison ne consiste pas à supprimer la douleur, mais à réapprendre à vivre pleinement avec elle, sans qu'elle prenne toute la place.

14.7 Auto-compassion

L'auto-compassion, c'est l'art d'être doux avec soi-même quand la vie devient rude. Dans la polyarthrite rhumatoïde, cette qualité devient un véritable traitement invisible — aussi efficace qu'un antidouleur émotionnel. Elle consiste à se parler comme on parlerait à un ami : avec bienveillance, patience et indulgence.

La maladie met souvent les patients face à une double peine : la douleur du corps et la culpabilité de ne pas "faire assez". On se reproche de ralentir, de se reposer, de ne plus pouvoir tout gérer comme avant. Ce dialogue intérieur sévère entretient la fatigue et amplifie la douleur. L'auto-compassion vient rompre ce cycle : elle permet d'accepter ses limites sans se juger, de reconnaître ses efforts et de valoriser chaque petit progrès.

Pratiquer l'auto-compassion, ce n'est pas se plaindre ni baisser les bras, c'est **se traiter avec le respect qu'on accorde rarement à soi-même**. C'est dire : "Aujourd'hui, j'ai fait de mon mieux, et c'est déjà beaucoup."

Quelques gestes simples permettent de la cultiver :
– Respirer profondément avant de s'énerver contre soi-même.
– Poser la main sur la zone douloureuse et se répéter une phrase apaisante : "Mon corps fait ce qu'il peut, je peux l'aider sans le brusquer."
– Se féliciter d'avoir bougé, d'avoir pris soin de soi, même un peu.
– Remplacer les phrases dures ("je suis nul, je n'avance pas") par des phrases réelles et tendres ("je progresse lentement, mais je progresse").

L'auto-compassion rétablit une alliance entre le corps et l'esprit. Elle transforme la lutte en collaboration. Au lieu de combattre la douleur, on apprend à cohabiter avec elle sans se détruire moralement.

Les études le prouvent : les patients qui pratiquent l'auto-compassion ont une meilleure tolérance à la douleur, un sommeil plus réparateur et une énergie plus stable. Mais au-delà des chiffres, il y a surtout cette sensation douce d'être à nouveau son propre allié.

La bienveillance envers soi, c'est le premier pas vers la guérison intérieure. Parce qu'au fond, quand on commence à se parler gentiment, le corps finit lui aussi par répondre avec plus de douceur.

14.8 Gestion du stress

Le stress est comme un amplificateur de douleur : plus il augmente, plus les articulations se crispent, plus la fatigue s'installe. Dans la polyarthrite rhumatoïde, il agit comme un carburant inflammatoire, entretenant la tension du corps et du mental. Apprendre à le gérer, c'est comme baisser le volume intérieur : la douleur devient moins envahissante, la respiration plus libre, et l'énergie revient peu à peu.

Le corps et l'esprit fonctionnent comme deux instruments accordés : quand l'un est tendu, l'autre déraille. Sous stress, le cerveau sécrète du cortisol et de l'adrénaline, hormones utiles en cas d'urgence, mais délétères quand elles restent en circulation trop longtemps. Elles augmentent l'inflammation, perturbent le sommeil et freinent la récupération musculaire. D'où l'importance d'apprendre à calmer ce mécanisme avant qu'il ne prenne le dessus.

La **gestion du stress** repose sur plusieurs piliers simples mais puissants :

– **Respirer consciemment** : la respiration lente, régulière et abdominale agit directement sur le système nerveux. Trois minutes de respiration calme suffisent pour réduire le rythme cardiaque et détendre les muscles.
– **Bouger un peu chaque jour** : le mouvement régulier, même doux, libère des endorphines, ces antidouleurs naturels produits par le cerveau.
– **Créer des rituels apaisants** : une tisane, une promenade, une musique, quelques étirements avant de dormir. Ces gestes répétés rassurent le corps et l'esprit.
– **Réduire la charge mentale** : simplifier l'emploi du temps, déléguer, accepter que tout ne soit pas urgent. Le corps n'a pas besoin d'un agenda militaire, mais d'un rythme respirable.
– **Rire et socialiser** : le rire abaisse le cortisol et relance la circulation. Parler à quelqu'un, même brièvement, permet au stress de circuler plutôt que de s'enkyster.

Les approches complémentaires comme la sophrologie, la méditation, le yoga doux ou la cohérence cardiaque renforcent ces effets. Elles apprennent au corps à reconnaître les signaux de tension et à les désamorcer avant qu'ils ne deviennent douloureux.

La gestion du stress ne consiste pas à supprimer toutes les sources de tension — ce serait illusoire —, mais à apprendre à ne plus y réagir avec crispation. Quand le stress passe dans le mouvement, la respiration et la conscience, il cesse d'être un poison pour devenir un moteur de régulation. Et dans cette nouvelle harmonie, le corps respire, le mental s'éclaire, et la maladie devient un peu moins envahissante.

14.9 Activités plaisantes

Faire des choses qui font du bien, c'est bien plus qu'un loisir : c'est une thérapie à part entière. Dans la polyarthrite rhumatoïde, les **activités plaisantes** jouent un rôle essentiel pour équilibrer les émotions, calmer le système nerveux et redonner au corps l'envie de bouger. Le plaisir agit comme un antidouleur naturel — chaque moment de joie produit des endorphines, ces hormones qui apaisent et redonnent de la vitalité.

Quand la douleur ou la fatigue prennent trop de place, on a tendance à se replier, à ne plus rien faire "pour soi". Or, ce sont justement ces petits moments de plaisir qui restaurent la motivation et le moral. Une balade au soleil, un café partagé, écouter de la musique, peindre, jardiner, cuisiner, danser doucement dans le salon : tout cela nourrit l'esprit, stimule le corps et remet en mouvement la joie de vivre.

Il n'est pas nécessaire d'avoir une grande énergie pour se faire plaisir. L'important est la **régularité** : un petit moment chaque jour où l'on fait quelque chose qui fait sourire, sans objectif, sans performance. Cela peut être dix minutes de lecture, un bain chaud, un appel à un ami, ou juste le fait de savourer un repas préparé avec soin.

Les activités créatives ont un effet particulièrement bénéfique : elles concentrent l'attention, apaisent le mental et libèrent les tensions émotionnelles. Le cerveau, lorsqu'il est absorbé par une activité agréable, diminue naturellement la perception de la douleur.

Le kinésithérapeute, comme les proches, peut encourager le patient à intégrer ces moments dans son quotidien, au même titre qu'un exercice de mobilité. Car se détendre, rire, créer ou rêver, c'est aussi une forme de rééducation.

Les activités plaisantes ne sont pas une fuite face à la maladie, mais une manière de rappeler au corps qu'il existe autre chose que la douleur. C'est offrir au cerveau des preuves de bonheur pour qu'il en redemande. Et peu à peu, ces instants de plaisir deviennent des points d'appui solides : ils redonnent du souffle, de la légèreté et un vrai sentiment de vie malgré la maladie.

14.10 Espoir et reconstruction

L'espoir n'est pas un luxe dans la polyarthrite rhumatoïde, c'est une nécessité. Il ne s'agit pas d'un optimisme naïf ou d'un déni de la douleur, mais d'une force tranquille qui permet d'avancer même quand tout semble figé. L'espoir, c'est ce moteur intérieur qui pousse à se lever, à respirer, à bouger un peu plus chaque jour malgré les limites.

La maladie impose de redéfinir beaucoup de choses : le rythme, le travail, les priorités, parfois même l'image de soi. Cette phase peut être douloureuse, mais elle ouvre aussi un espace de reconstruction. Apprendre à vivre autrement, ce n'est pas renoncer — c'est se réinventer. Ce qui hier semblait une contrainte devient une nouvelle compétence : écouter son corps, gérer son énergie, savourer les moments simples, reconnaître sa propre force.

La reconstruction se fait par étapes. D'abord, on accepte l'invisible, puis on apprivoise le mouvement, et enfin on retrouve la confiance. Chaque progrès, même minime, devient une victoire : ouvrir un bocal sans douleur, marcher un peu plus loin, rire sans peur de la fatigue. Ces petites conquêtes tissent un nouveau rapport au corps, plus doux, plus juste.

L'espoir se nourrit aussi du lien : un kinésithérapeute bienveillant, un proche attentif, un mot d'encouragement, une séance réussie. Il ne vient pas d'un miracle, mais de la constance. Il naît dans ces moments où le corps répond, où la douleur recule un peu, où la vie reprend sa place.

La polyarthrite ne détruit pas la personne, elle la transforme. Et si le chemin est long, il mène souvent vers une forme de sagesse corporelle : celle de comprendre que la force n'est pas de tout supporter, mais de continuer à avancer doucement, avec courage et patience.

Reconstruire, c'est accepter de ne plus être tout à fait comme avant, mais de devenir quelqu'un de plus conscient, de plus fort et de plus vivant. L'espoir, dans cette maladie, n'est pas un mot — c'est un muscle intérieur qui se travaille, qui se renforce et qui, jour après jour, redonne au corps et à l'esprit leur liberté.

Chapitre 15 : Approches complémentaires

15.1 Ostéopathie douce

L'ostéopathie douce est une approche manuelle subtile qui cherche à rétablir l'équilibre global du corps sans forcer ni manipuler brutalement. Dans la polyarthrite rhumatoïde, elle trouve toute sa place en complément de la kinésithérapie et du suivi médical. Elle agit comme une main apaisante qui écoute les tissus, relâche les tensions et favorise la mobilité là où la douleur a figé le mouvement.

Le principe est simple : lorsque le corps souffre, il se protège en créant des zones de blocage ou de raideur. L'ostéopathe, par des gestes précis et légers, aide le corps à retrouver une meilleure circulation, une respiration plus fluide et un alignement harmonieux entre les différentes structures. Il ne s'agit pas de "remettre" quoi que ce soit en place, mais de rétablir le dialogue entre les tissus, les muscles, les articulations et le système nerveux.

Les techniques utilisées sont exclusivement **douces** : étirements lents, pressions légères, micro-mouvements de relâchement. Elles visent à améliorer la mobilité globale sans déclencher de douleur. Certaines séances peuvent même être profondément relaxantes, procurant une sensation de légèreté immédiate.

Les effets observés sont souvent subtils mais durables : diminution de la douleur, amélioration de la respiration, meilleure récupération musculaire et sensation d'un corps plus souple, plus aligné. L'ostéopathie douce aide aussi à réduire le stress, ce qui a un effet direct sur l'inflammation chronique.

Quelques précautions s'imposent : les manipulations forcées ou à haute vélocité sont à proscrire chez les patients atteints de PR. Le traitement doit toujours être coordonné avec le rhumatologue et le kinésithérapeute pour garantir la sécurité articulaire.

L'ostéopathie douce n'a pas pour but de "guérir" la maladie, mais d'améliorer le confort, la mobilité et la qualité de vie. Elle apprend au corps à relâcher ce qu'il retient, à respirer là où il se contracte, et à retrouver un mouvement plus naturel. C'est une invitation à la fluidité, à la légèreté et à la confiance dans le corps. Dans la polyarthrite, c'est souvent le petit plus qui fait une grande différence : moins de douleur, plus de souplesse, et une meilleure harmonie intérieure.

15.2 Acupuncture

L'acupuncture, issue de la médecine traditionnelle chinoise, repose sur une idée simple mais profonde : lorsque l'énergie vitale (le **Qi**) circule librement dans le corps, celui-ci reste en équilibre. En revanche, quand cette circulation est bloquée — par le stress, la fatigue ou la maladie — apparaissent la douleur, la raideur et l'inflammation. Dans la polyarthrite rhumatoïde, l'acupuncture agit comme un rééquilibrage énergétique et nerveux qui apaise les articulations, calme l'esprit et soutient les défenses naturelles du corps.

Les fines aiguilles d'acupuncture, posées sur des points précis, stimulent les récepteurs nerveux et libèrent des endorphines, ces antidouleurs naturels du cerveau. Elles améliorent la microcirculation locale, réduisent la production de cytokines inflammatoires et favorisent la détente musculaire. Contrairement aux idées reçues, les aiguilles ne provoquent pas de douleur : on ressent souvent une chaleur douce, une légèreté ou une sensation d'apaisement.

L'acupuncture est particulièrement utile pour :
– Réduire la douleur articulaire chronique et la raideur.
– Diminuer la fréquence et l'intensité des poussées inflammatoires.
– Améliorer le sommeil et la récupération.
– Apaiser le stress et la fatigue nerveuse.

Une séance dure en moyenne 30 à 45 minutes. Le praticien choisit les points selon la localisation des douleurs, l'état énergétique du patient et la phase de la maladie (poussée ou rémission). Plusieurs séances rapprochées peuvent être nécessaires au début, puis un entretien mensuel suffit souvent pour stabiliser les effets.

Les bienfaits s'installent progressivement : moins de douleurs, plus de souplesse, un sommeil plus profond et une sensation générale de calme. Beaucoup de patients décrivent une impression de "déblocage intérieur", comme si le corps respirait enfin à nouveau.

L'acupuncture ne remplace pas les traitements médicaux ou la kinésithérapie, mais elle agit en complément, en soutenant le corps dans son autorégulation. C'est une médecine de rééquilibre, une manière de remettre du mouvement là où la douleur a créé de la stagnation.
Dans la polyarthrite, elle redonne à la fois du confort physique et un ancrage émotionnel — un double apaisement, aussi doux que profond.

15.3 Qi Gong thérapeutique

Le Qi Gong thérapeutique est une gymnastique lente et consciente issue de la médecine traditionnelle chinoise. Son nom signifie littéralement “travail de l’énergie vitale”, et c’est exactement cela : apprendre à faire circuler le souffle, à détendre le corps et à calmer l’esprit. Dans la polyarthrite rhumatoïde, le Qi Gong agit comme une rééducation du mouvement et du mental, en redonnant de la fluidité là où la douleur a créé de la rigidité.

Les mouvements sont simples, lents, doux et coordonnés à la respiration. L’objectif n’est pas la performance mais la sensation : sentir le corps se délier, l’air circuler, le stress s’éloigner. Cette pratique améliore la mobilité articulaire, la stabilité posturale et la proprioception, tout en réduisant la fatigue nerveuse et les tensions musculaires.

Chaque geste est une invitation à la détente : lever les bras avec une respiration profonde, ouvrir la cage thoracique, relâcher les épaules, fléchir légèrement les genoux. Le Qi Gong renforce aussi les muscles profonds sans contrainte, stimule la circulation du sang et du liquide synovial, et réveille doucement la vitalité.

Ses bienfaits sont multiples :
– Réduction de la douleur et de la raideur matinale.
– Diminution du stress et amélioration du sommeil.
– Renforcement du système immunitaire et de la concentration.
– Meilleur équilibre et coordination dans les gestes quotidiens.

Le Qi Gong peut être pratiqué à tout âge, même en période de fatigue ou de mobilité réduite. Dix à quinze minutes par jour suffisent pour ressentir une différence : un corps plus fluide, une respiration plus ample, un esprit plus calme.

Il existe de nombreuses formes de Qi Gong thérapeutique, certaines spécialement adaptées aux pathologies articulaires (“Ba Duan Jin”, “Yi Jin Jing”). L’idéal est d’être accompagné au départ par un praticien ou un kinésithérapeute formé à cette méthode, pour apprendre les postures et le rythme juste.

Plus qu’un simple exercice, le Qi Gong devient un art de vivre : il apprend à ralentir, à écouter, à respirer, à bouger avec douceur et respect. Dans la polyarthrite, il n’impose rien — il invite simplement le corps à retrouver le plaisir du mouvement, un geste à la fois.

15.4 Méditation

La méditation est une pratique d’équilibre intérieur, un espace de calme où le corps et l’esprit cessent de se battre l’un contre l’autre. Dans la polyarthrite rhumatoïde, elle agit comme un traitement invisible : elle calme l'inflammation émotionnelle, régule le stress et adoucit la perception de la douleur. Ce n'est pas fuir la souffrance, c'est apprendre à l'observer sans la laisser gouverner toute la vie.

Le principe est simple : s'asseoir, respirer et être présent. Pas besoin d'un décor particulier ni d'une expérience spirituelle — seulement d'un peu de silence et d'attention. En méditant, on cesse de ruminer le passé ("avant j'étais plus fort") et de redouter l'avenir ("et si la douleur revenait ?"). On ramène doucement le mental vers le présent, là où la respiration existe, où le mouvement commence, et où tout devient un peu plus léger.

Les bénéfices sont réels et prouvés :
– Diminution du stress et des tensions musculaires.
– Amélioration du sommeil et de la concentration.
– Réduction de la douleur perçue grâce à une meilleure régulation nerveuse.
– Augmentation du sentiment de paix, d'acceptation et de confiance dans le corps.

Comment pratiquer ?
Commencer par quelques minutes par jour, dans le calme. S'asseoir confortablement, respirer lentement et observer simplement ce qui se passe : les pensées, les sensations, les sons, sans chercher à les contrôler. Quand l'esprit s'évade, ramener l'attention sur la respiration — comme on ramènerait un enfant curieux à la maison, avec douceur.

On peut aussi pratiquer une **méditation guidée**, avec une voix qui accompagne, ou une **méditation en mouvement**, en marchant lentement, en sentant chaque pas. L'essentiel est de garder la régularité : cinq minutes par jour valent mieux qu'une heure épisodique.

La méditation apprend au corps à se détendre de l'intérieur. Elle transforme la douleur en information, la peur en observation, et le stress en souffle. Petit à petit, le corps reprend confiance, le mental devient plus clair, et le mouvement redevient une forme de liberté.
Dans la polyarthrite, méditer, c'est redevenir le pilote du navire au lieu d'en être le passager secoué par la tempête.

15.5 Musicothérapie

La musicothérapie, c'est l'art de laisser la musique réparer ce que les mots ou les médicaments n'arrivent plus à toucher. Dans la polyarthrite rhumatoïde, où la douleur, la fatigue et la tension s'invitent trop souvent, la musique agit comme une caresse invisible sur le système nerveux. Elle apaise, détend et remet le corps en vibration — doucement, sans effort.

La musique influence directement le rythme cardiaque, la respiration et la production d'endorphines. Elle synchronise les émotions et rétablit un équilibre intérieur entre tension et relâchement. Certaines mélodies calment la douleur, d'autres redonnent de l'énergie ou stimulent le moral. L'essentiel est de choisir la fréquence qui correspond à l'état du moment.

Bienfaits principaux :
– Diminution de la perception de la douleur.
– Réduction du stress, de l'anxiété et de la tension musculaire.
– Amélioration du sommeil et de la concentration.
– Restauration du plaisir sensoriel et de la motivation.

Deux formes existent :
– **La musicothérapie passive**, où l'on écoute de la musique relaxante ou thérapeutique (classique, ambiante, sons de nature, instruments doux). On laisse les sons envelopper le corps et apaiser le mental.
– **La musicothérapie active**, où le patient participe : chanter, battre la mesure, jouer d'un instrument, ou simplement laisser le corps bouger au rythme. Ces gestes réveillent la coordination, la respiration et la confiance dans le mouvement.

Une séance dure généralement 30 à 45 minutes. Elle peut être encadrée par un musicothérapeute ou pratiquée seule à la maison. Écouter dix minutes de musique lente et harmonieuse le matin ou avant de dormir suffit à relancer la détente.

Les sons graves apaisent les tensions profondes, les aigus stimulent la vitalité, les rythmes lents calment la respiration. Même le silence entre deux notes a un pouvoir réparateur : il permet au cerveau de se poser, comme un muscle après l'effort.

La musicothérapie, c'est une façon poétique d'apprendre à se soigner. Là où la parole échoue, la musique parle directement aux cellules. Elle réaccorde le corps et l'esprit comme on accorde un instrument fatigué — avec patience, douceur et justesse. Et souvent, au bout de quelques notes, on se surprend à respirer un peu mieux.

15.6 Phytothérapie

La phytothérapie, ou l'art de se soigner par les plantes, accompagne depuis toujours les douleurs articulaires. Avant même que le mot “inflammation” n'existe, les herboristes savaient déjà qu'une infusion pouvait calmer une douleur et qu'une racine bien choisie valait parfois un long repos. Dans la polyarthrite rhumatoïde, les plantes ne remplacent pas les traitements médicaux, mais elles peuvent en adoucir les effets secondaires, soutenir le foie, réduire la douleur et renforcer le terrain général.

Le secret de la phytothérapie, c'est la **constance** : les plantes n'agissent pas comme des médicaments immédiats, mais comme des alliées discrètes, qui restaurent peu à peu l'équilibre intérieur.

Les anti-inflammatoires naturels
– **Curcuma** : la star des plantes anti-inflammatoires. En association avec le poivre

noir, il agit sur les douleurs articulaires et le stress oxydatif.
– **Harpagophytum** (griffe du diable) : un classique contre les douleurs articulaires chroniques et la raideur. À prendre en cure régulière, sous forme de gélules ou de tisane.
– **Saule blanc** : contient une molécule proche de l'aspirine naturelle (salicine), efficace pour calmer les douleurs diffuses.
– **Boswellia serrata** : résine utilisée en médecine ayurvédique, reconnue pour son action sur les inflammations chroniques et le confort articulaire.

Les plantes drainantes et protectrices du foie
Le foie joue un rôle clé dans la gestion de l'inflammation et l'élimination des toxines liées aux traitements.
– **Romarin**, **chardon-marie**, **desmodium** : soutiennent la fonction hépatique et la détoxification.
– **Ortie** : reminéralisante et diurétique, elle nettoie tout en apportant du fer, du magnésium et du calcium.

Les relaxantes et anti-stress
– **Mélisse**, **passiflore**, **valériane**, **aubépine** : aident à calmer l'anxiété, favorisent le sommeil et apaisent le système nerveux, souvent mis à rude épreuve par la douleur chronique.

Utilisation et précautions
Les plantes peuvent se prendre sous forme de tisanes, gélules, extraits fluides ou huiles essentielles. Elles demandent un peu de rigueur : bien choisir la qualité (bio et traçable), respecter les dosages, et surtout informer son médecin ou son pharmacien pour éviter toute interaction avec les traitements en cours.

Astuce du quotidien
Une infusion du soir avec ortie, curcuma et romarin, accompagnée d'un moment de respiration lente, agit comme une rééducation du calme intérieur. Les articulations se relâchent, le corps se dégonfle et le mental s'allège.

La phytothérapie, c'est un dialogue ancien entre l'homme et la nature. Elle rappelle que le corps et la plante fonctionnent selon la même logique : douceur, patience, régularité. Et souvent, dans cette alliance végétale, on retrouve un peu de sérénité, de chaleur et de mouvement — sans forcer, juste en laissant faire la vie.

15.7 Aromathérapie

L'aromathérapie, c'est la science des huiles essentielles, ces concentrés de nature capables d'agir à la fois sur le corps et l'esprit. Dans la polyarthrite rhumatoïde, elle devient un outil précieux pour calmer la douleur, réduire l'inflammation, apaiser le stress et favoriser la détente musculaire. Une goutte bien choisie peut parfois soulager là où les mots ne suffisent pas.

Les huiles essentielles contiennent des centaines de molécules actives aux propriétés anti-inflammatoires, antalgiques, circulatoires et relaxantes. Elles pénètrent facilement à travers la peau et diffusent leurs effets par voie cutanée, olfactive ou respiratoire. Le tout, c'est de savoir les choisir et les doser avec précaution, car leur puissance est réelle.

Les huiles essentielles les plus utiles pour les douleurs articulaires

– **Gaulthérie couchée** : la championne des articulations. Elle contient du salicylate de méthyle, proche de l'aspirine naturelle. Anti-inflammatoire, antalgique et décontractante.
– **Eucalyptus citronné** : très efficace pour réduire la chaleur et le gonflement lors des poussées. Son odeur fraîche calme aussi l'esprit.
– **Lavande fine** : relaxante musculaire et apaisante nerveuse, parfaite pour accompagner la détente ou le sommeil.
– **Romarin à camphre** : tonifie les muscles et stimule la circulation, idéale après une séance de rééducation.
– **Gingembre** et **curcuma** : réchauffent, activent la microcirculation et apaisent les douleurs profondes.

Exemples d'utilisation

– **Massage local** : mélanger 2 gouttes d'huile essentielle de gaulthérie couchée et 2 gouttes d'eucalyptus citronné dans une cuillère à soupe d'huile végétale (arnica, sésame ou amande douce). Appliquer en massage doux sur les zones douloureuses, 1 à 2 fois par jour.
– **Bain aromatique relaxant** : diluer 5 gouttes de lavande et 3 gouttes de romarin à camphre dans une base neutre (lait entier, sel d'Epsom ou miel) avant de verser dans l'eau chaude du bain.
– **Diffusion** : quelques gouttes de lavande, d'orange douce ou de marjolaine dans un diffuseur pour créer une atmosphère apaisante et améliorer le sommeil.

Précautions d'emploi

Les huiles essentielles ne sont pas anodines. Certaines peuvent irriter la peau, être contre-indiquées pendant la grossesse, l'allaitement ou en cas de traitement anticoagulant. Toujours les diluer dans une huile végétale et ne jamais les appliquer pures sur la peau. En cas de doute, demander conseil à un pharmacien ou à un aromathérapeute.

Astuce bien-être

Un massage doux du soir, avec un mélange d'huiles apaisantes, agit comme une séance de relaxation complète. Les muscles se relâchent, les pensées s'apaisent et la douleur se fait plus discrète.

L'aromathérapie, c'est la nature à l'état concentré, un soin vivant qui parle directement au corps. Elle reconnecte à la respiration, aux sens, à la douceur. Et dans la polyarthrite, elle rappelle une chose essentielle : le corps, même fatigué, aime encore qu'on prenne soin de lui.

15.8 Cryothérapie locale

La cryothérapie locale, ou thérapie par le froid, est une méthode simple, naturelle et redoutablement efficace pour calmer la douleur et réduire l'inflammation. Dans la polyarthrite rhumatoïde, elle agit comme un véritable "frein biologique" sur les articulations en poussée. Là où la chaleur détend, le froid apaise et endort la douleur.

Le principe est physiologique : en abaissant la température d'une zone, on provoque une vasoconstriction (resserrement des vaisseaux sanguins), ce qui réduit l'afflux inflammatoire, diminue le gonflement et calme les récepteurs nerveux. Le froid agit donc comme un anesthésiant local doux, sans médicament et sans risque de dépendance.

Indications principales
– Articulations gonflées, chaudes ou douloureuses pendant une poussée.
– Soulagement rapide après une séance de rééducation.
– Douleurs post-effort ou tensions musculaires.

Méthodes simples d'application
– **Pack de gel ou poche de glace** : enrouler toujours dans un linge fin avant de poser sur la peau pour éviter les brûlures.
– **Glaçons dans une serviette humide** : méthode rapide et pratique à domicile.
– **Bain froid pour les mains ou les pieds** : plonger les articulations dans de l'eau à 15 °C environ pendant 5 à 10 minutes.
– **Sprays cryogéniques** (disponibles en pharmacie) : effet immédiat pour les zones difficiles d'accès.

Durée et fréquence
Appliquer 10 à 15 minutes, jusqu'à 3 fois par jour, selon la tolérance. L'effet antalgique apparaît dès les premières minutes et peut durer plusieurs heures.

Précautions
Ne jamais appliquer la glace directement sur la peau nue. Éviter la cryothérapie sur les zones insensibles, les plaies ou en cas de troubles circulatoires importants (syndrome de Raynaud, artérite). Toujours observer la réaction cutanée : si la peau devient blanche ou insensible, arrêter immédiatement.

Astuce pratique
Alterner parfois le froid et la chaleur douce (méthode contraste) peut relancer la circulation et améliorer la récupération après un effort.

La cryothérapie locale est une arme simple, économique et redoutablement efficace pour calmer les poussées inflammatoires. Elle redonne au corps le signal qu'il peut se poser, respirer et récupérer. Quelques minutes de froid bien dosé, et le feu articulaire s'apaise — discrètement, mais sûrement.

15.9 Balnéothérapie

Les muscles se relâchent, et le mouvement redevient fluide. L'eau chaude, en dilatant les vaisseaux, favorise la circulation sanguine et élimine les toxines produites par l'inflammation.

Bienfaits principaux
– Diminution de la douleur et des raideurs articulaires.
– Amélioration de la mobilité et de la coordination.
– Relaxation musculaire profonde.
– Réduction du stress et amélioration du sommeil.

Formes de balnéothérapie adaptées à la PR
– **Bains chauds thérapeutiques** (33 à 36 °C) : idéals pour détendre les muscles et soulager les articulations.
– **Hydromassages** : jets d'eau modulés qui stimulent la circulation et relâchent les tensions localisées.
– **Exercices en piscine** : réalisés avec le kinésithérapeute, ils combinent les effets du mouvement et de la portance.
– **Bains minéraux ou thermaux** : riches en soufre, silice ou magnésium, ils soutiennent les articulations et apaisent les inflammations chroniques.

Précautions
Éviter l'eau trop chaude pendant les poussées inflammatoires aiguës. Les bains doivent rester confortables, jamais brûlants. Après la séance, un moment de repos est conseillé pour prolonger les effets relaxants.

Astuce pratique
Même un bain à la maison peut devenir thérapeutique : quelques gouttes d'huile essentielle de lavande ou de romarin dans une base neutre, une lumière douce, une respiration lente, et tout le corps se dénoue.

La balnéothérapie, c'est la kinésithérapie en apesanteur. L'eau devient un allié fidèle : elle masse, soutient, réchauffe et soigne sans effort. On en ressort plus léger, plus calme, et surtout, un peu plus ami avec son propre corps.

15.10 Limites et précautions

Les approches complémentaires comme l'ostéopathie douce, l'acupuncture, le Qi Gong, la méditation ou la phytothérapie apportent un véritable soutien dans la polyarthrite rhumatoïde, mais elles doivent toujours s'intégrer **en complément** du traitement médical et non en remplacement. La prudence et le bon sens sont les meilleurs garants d'une approche efficace et sécurisée.

Certaines techniques, même naturelles, peuvent présenter des contre-indications selon le stade de la maladie, l'état général ou les traitements en cours. Par exemple, les manipulations articulaires forcées, les huiles essentielles non diluées, certaines plantes interférant avec les médicaments (comme le millepertuis ou le ginkgo) ou les températures extrêmes doivent être utilisées avec discernement.

Voici quelques repères de sécurité simples :
– Toujours informer son médecin et son rhumatologue avant d'ajouter une thérapie complémentaire.
– Éviter toute manipulation articulaire brusque ou douloureuse.
– Tester chaque produit naturel (huile, plante, complément) sur de petites doses avant usage régulier.
– Ne jamais interrompre un traitement médical sans avis spécialisé.
– Privilégier les praticiens formés et reconnus, habitués à travailler avec des patients atteints de maladies inflammatoires chroniques.
– Respecter les signaux du corps : si une méthode provoque douleur, irritation ou fatigue inhabituelle, on stoppe et on ajuste.

L'objectif de ces approches est d'accompagner, pas de remplacer. Bien utilisées, elles améliorent la mobilité, réduisent le stress et favorisent la récupération. Mal encadrées, elles peuvent au contraire irriter les articulations ou interagir avec les traitements.

La polyarthrite est une maladie de nuances : elle demande de la précision, pas de la précipitation. Chaque geste, chaque plante, chaque soin doit être choisi avec attention et adapté à la personne. L'équilibre se trouve dans la complémentarité : la médecine soigne, les approches naturelles soutiennent, et le patient devient acteur de son mieux-être.

Ces précautions ne limitent pas la liberté de se soigner autrement, elles la protègent. Et dans cet équilibre entre science et nature, rigueur et douceur, le corps retrouve un espace de confiance — là où la guérison, au sens large, peut enfin commencer.

PARTIE IV – VIVRE AVEC LA MALADIE

Chapitre 16 : Adapter son quotidien

16.1 Habillage et gestes simples

S'habiller, se coiffer, boutonner une chemise ou enfiler ses chaussures — des gestes anodins pour la plupart des gens, mais qui peuvent devenir un vrai défi lorsqu'on vit avec une polyarthrite rhumatoïde. La douleur, la raideur matinale et la perte de mobilité des mains ou des épaules rendent ces actions plus lentes et parfois frustrantes. Pourtant, avec quelques astuces, un peu d'organisation et des outils adaptés, ces gestes redeviennent possibles, confortables et même satisfaisants.

Principes essentiels
Le mot d'ordre : **anticiper, simplifier, économiser.** Le matin, prendre le temps d'un échauffement doux avant de s'habiller aide à assouplir les articulations. S'asseoir pour se vêtir permet d'éviter les pertes d'équilibre. On choisit des vêtements faciles à enfiler, légers, amples, avec des fermetures simples.

Astuces pratiques
– Privilégier les habits avec **fermetures à scratch, aimants ou zips larges** plutôt que de petits boutons.
– Utiliser un **enfile-bra, un chausse-pied long manche** ou une pince de préhension pour limiter les flexions douloureuses.
– Préférer les **tissus souples et extensibles** qui glissent facilement sur la peau.
– Choisir des **chaussures sans lacets** ou à fermeture velcro pour éviter la manipulation répétée.
– Préparer les vêtements la veille pour éviter le stress du matin, moment souvent le plus raide de la journée.

Gestes économes
– S'habiller dans un ordre qui limite les efforts : commencer par les vêtements du haut, puis passer au bas du corps.
– Utiliser les **appuis fixes** (mur, dossier de chaise) pour s'équilibrer pendant les mouvements.
– Réaliser les gestes lentement, avec une respiration fluide, sans forcer les articulations.

Adapter, c'est préserver.
Il ne s'agit pas de renoncer à l'autonomie, mais de la préserver avec intelligence. Chaque geste simplifié économise de l'énergie et réduit le risque d'irritation articulaire. Les ergothérapeutes peuvent proposer du matériel sur mesure ou des adaptations personnalisées selon les difficultés.

S'habiller redevient alors un moment d'indépendance et de dignité. Ce n'est plus une bataille contre la douleur, mais une collaboration avec le corps. Chaque bouton fermé, chaque manche passée devient un petit acte de victoire — une preuve quotidienne que la lenteur n'empêche pas la liberté.

16.2 Cuisine et ustensiles ergonomiques

La cuisine peut redevenir un plaisir, même avec des articulations fragiles. Ce n'est pas une question de force, mais d'organisation, de confort et d'astuces. Avec des ustensiles bien pensés et quelques adaptations, préparer un repas cesse d'être une épreuve pour redevenir un moment agréable, créatif et nourrissant — autant pour le corps que pour le moral.

Principes de base
Éviter les gestes répétitifs, les postures prolongées et les mouvements qui forcent les mains ou les poignets. L'objectif est de cuisiner **sans douleur, sans précipitation et sans tension.** On prépare en position assise ou semi-assise, on garde tout à portée de main, et on découpe en douceur avec des outils adaptés.

Ustensiles ergonomiques indispensables
– **Couteaux à manche épais et antidérapant**, faciles à saisir même avec une faible force de préhension.
– **Ouvre-bocaux et ouvre-bouteilles automatiques** : finies les batailles avec les couvercles récalcitrants.
– **Ciseaux de cuisine à ressort** : évitent la pression répétée des doigts.
– **Poêles et casseroles légères** avec poignées isolantes et stables.
– **Planche à découper antiglisse** avec rebords pour éviter les mouvements brusques.
– **Robot de cuisine ou mini-hachoir électrique**, pour réduire la charge de découpe manuelle.
– **Tasses et couverts à manche élargi**, plus faciles à tenir sans crispation.

Aménagement du plan de travail
– Placer les ustensiles et les ingrédients à hauteur des coudes pour éviter les flexions répétées.
– Préparer en position assise sur un tabouret haut pour ménager les genoux et le dos.
– Utiliser des tapis antidérapants et des poignées d'appui si nécessaire.
– Fractionner les tâches : préparer les ingrédients à un moment, cuisiner plus tard.

Astuces d'économie articulaire
– Porter les plats avec **deux mains** plutôt qu'une seule.
– Utiliser un **plateau roulant** pour transporter plusieurs objets sans effort.
– Préférer des **ustensiles électriques** (ouvre-boîtes, mixeurs, râpes) pour limiter la sollicitation des doigts.
– Laisser refroidir les plats avant de les déplacer pour éviter les gestes brusques.

Cuisiner avec une polyarthrite, ce n'est pas renoncer à la créativité : c'est **apprendre à cuisiner intelligemment.** Les bons outils deviennent des alliés thérapeutiques, les gestes lents deviennent une méditation. Et quand le repas est prêt, il y a une satisfaction bien particulière à se dire : *"Je l'ai fait, à mon rythme, sans douleur, et avec plaisir."*

16.3 Organisation de la maison

Une maison bien organisée, c'est un traitement silencieux. Chaque objet à la bonne place, chaque geste facilité, c'est de la fatigue économisée et moins de douleur au quotidien. Pour une personne atteinte de polyarthrite rhumatoïde, l'aménagement de l'espace de vie devient une forme de prévention thérapeutique. L'objectif : **réduire les efforts inutiles, éviter les postures douloureuses et sécuriser les déplacements.**

Principes généraux

– Simplifier au maximum : moins de désordre, moins de gestes, plus de fluidité.
– Tout doit être à portée de main, sans avoir à se baisser ni à lever les bras au-dessus des épaules.
– Créer un environnement pratique et apaisant, qui soutient la mobilité plutôt qu'il ne la complique.

Dans la cuisine

– Ranger les objets les plus utilisés entre la taille et la hauteur des épaules.
– Utiliser des tiroirs coulissants et des paniers à poignées pour éviter de se pencher.
– Préférer des petits électroménagers légers, faciles à manipuler et à nettoyer.
– Avoir un tabouret haut pour préparer les repas en position assise.

Dans la salle de bain

– Installer une **barre d'appui** et un **tapis antidérapant** dans la douche.
– Préférer une **douche de plain-pied** à une baignoire difficile à enjamber.
– Utiliser un **siège de douche** pour éviter la station debout prolongée.
– Ranger les produits à hauteur de main, dans des paniers ouverts.

Dans la chambre

– Choisir un **matelas ferme mais confortable**, facilitant le lever.
– Installer une **table de nuit stable**, avec les objets essentiels : eau, téléphone, lampe à bouton large.
– Prévoir des vêtements à portée de main pour limiter les mouvements inutiles le matin.

Dans le salon

– Choisir des fauteuils à assise ferme et hauteur adaptée pour faciliter le lever.
– Éviter les tapis glissants ou trop épais.
– Utiliser des interrupteurs accessibles et une bonne luminosité pour sécuriser les déplacements nocturnes.

Conseils de sécurité et de confort

– Préférer les portes légères et les poignées ergonomiques.
– Réduire les marches ou installer des rampes si nécessaire.
– Utiliser des outils d'aide à la préhension pour ramasser les objets tombés.
– Déléguer certaines tâches lourdes : le corps doit être utilisé avec intelligence, pas en résistance.

Une maison bien pensée devient un véritable soutien au quotidien. Ce n'est pas un signe de faiblesse d'adapter son environnement, c'est une preuve d'autonomie et de respect pour soi-même. Quand le lieu de vie est fluide, le mouvement redevient naturel, et chaque journée gagne en liberté et en sérénité.

16.4 Adaptation du poste de travail

Travailler avec une polyarthrite rhumatoïde est possible, à condition d'aménager intelligemment son environnement professionnel. L'objectif n'est pas de faire plus, mais de **faire mieux**, en réduisant la fatigue, les gestes répétitifs et les postures contraignantes. Un poste de travail adapté devient un véritable allié thérapeutique, permettant de préserver les articulations et de maintenir la performance sans s'épuiser.

Principes généraux

– Le poste doit s'adapter à la personne, pas l'inverse.
– Les gestes doivent être naturels, les mouvements fluides et les positions variées.
– Alterner les postures assises et debout pour éviter la raideur.
– Organiser l'espace pour limiter les étirements excessifs, les torsions et les efforts inutiles.

Aménagement du bureau

– **Chaise ergonomique** : dossier réglable, soutien lombaire, accoudoirs pour soulager les épaules.
– **Hauteur de la table** : adaptée à la taille, permettant de garder les coudes à angle droit.
– **Écran d'ordinateur** : placé à hauteur des yeux pour éviter les tensions cervicales.
– **Clavier et souris ergonomiques** : limitent la sollicitation des poignets et des doigts.
– **Repose-pieds** pour réduire la pression sur les genoux et favoriser la circulation.
– Prévoir des **pauses actives** toutes les 45 minutes : se lever, marcher, étirer les bras, respirer profondément.

Postes physiques ou manuels

– Utiliser des **outils légers, à manche large et antidérapant**.
– Prévoir des **gants de soutien articulaires** pour réduire la douleur lors de la préhension.
– Adapter la hauteur des plans de travail pour éviter les flexions répétées du dos.
– Alterner les tâches : varier les gestes diminue la contrainte mécanique.
– Déléguer les manipulations lourdes ou utiliser des aides techniques (diable, chariot, lève-charge).

Gestion du rythme et de la fatigue

– Fractionner les activités en séquences courtes avec temps de récupération.
– Identifier les moments de la journée où l'énergie est meilleure et planifier les tâches les plus exigeantes à ces moments-là.
– Éviter les surcharges et apprendre à dire non sans culpabilité.

Communication et reconnaissance

Informer l'employeur ou le service de santé au travail permet souvent de bénéficier d'un accompagnement personnalisé : horaires adaptés, pauses supplémentaires, matériel ergonomique, voire télétravail partiel. Ces ajustements ne sont pas des privilèges, mais des **outils de maintien de l'emploi et de la santé**.

Adapter son poste, c'est préserver son autonomie professionnelle. Ce n'est pas une faiblesse, c'est une stratégie d'intelligence corporelle. Quand le travail respecte le corps, il devient non pas un facteur d'épuisement, mais un moteur de confiance et de dignité.

16.5 Déplacements et aides techniques

Se déplacer avec une polyarthrite rhumatoïde demande parfois un peu d'ingéniosité, mais certainement pas de renoncement. L'essentiel est d'apprendre à bouger autrement, en s'aidant d'outils adaptés qui sécurisent les déplacements et économisent l'énergie. Une aide technique bien choisie, loin d'être un signe de faiblesse, est au contraire **un outil d'autonomie et de liberté**.

Principes de sécurité
– Toujours privilégier la **stabilité et la prévention des chutes** : mieux vaut aller lentement et sûrement que trop vite et risquer une blessure.
– Adapter la marche à son rythme, sans forcer les articulations.
– Planifier les trajets et éviter les déplacements inutiles pendant les périodes de fatigue ou de poussée.

Les aides à la marche
– **Canne ergonomique** : légère, réglable, avec une poignée large et antidérapante. Elle soulage la hanche, le genou ou la cheville du côté opposé à la douleur.
– **Bâtons de marche nordique** : idéaux pour la posture, car ils répartissent l'effort entre bras et jambes tout en stimulant la coordination.
– **Déambulateur** ou **rollator** : stable, souvent équipé d'un siège et de freins, parfait pour les trajets un peu plus longs ou en extérieur.
– **Orthèses et attelles articulaires** : aident à stabiliser les articulations douloureuses et à réduire la fatigue musculaire.

Aides à la mobilité quotidienne
– **Barres d'appui** près des escaliers, dans la douche et les toilettes.
– **Rampes ou poignées portables** pour les déplacements en extérieur.
– **Sièges pliants** pour se reposer lors des trajets ou des files d'attente.
– **Chaussures orthopédiques** ou semelles sur mesure pour améliorer l'équilibre et réduire les chocs.

Aménagement de l'environnement
– Privilégier des **sols plats et non glissants** à la maison.
– Éliminer les obstacles (tapis, fils électriques, objets bas).
– Installer un **éclairage suffisant** pour les déplacements nocturnes.
– Prévoir un **plan de rangement logique** pour limiter les allers-retours inutiles.

Conseils du quotidien
– Utiliser un **chariot de courses à roulettes** ou un **sac à dos léger** pour transporter sans effort.
– Éviter de porter les objets à bout de bras : garder les charges proches du corps.
– S'accorder des pauses régulières pendant les trajets et respirer profondément pour relâcher les tensions.

Se déplacer, même lentement, reste une victoire quotidienne. L'aide technique ne remplace pas la force, elle la prolonge. Chaque outil bien choisi rend le corps plus libre, le geste plus sûr et la vie plus fluide. Le mouvement n'est jamais perdu — il se transforme, il s'adapte, et il continue d'avancer.

16.6 Prévention de la fatigue

La fatigue liée à la polyarthrite rhumatoïde n'est pas une simple lassitude, mais un véritable **épuisement inflammatoire**, à la fois physique et nerveux. Elle peut rendre les gestes du quotidien plus lourds et diminuer la motivation. Pourtant, avec une bonne organisation et quelques réflexes simples, il est possible de préserver son énergie et de retrouver un rythme plus fluide.

Principe de base : économiser sans culpabiliser.
La fatigue n'est pas un signe de faiblesse, c'est un message du corps. L'écouter, c'est éviter la surchauffe.

Organisation de la journée
– **Prioriser** : identifier les tâches essentielles et remettre à plus tard ce qui peut attendre.
– **Planifier** : répartir les activités selon les moments où l'énergie est la plus stable (souvent le matin après l'échauffement).
– **Fractionner** : alterner activité et repos. Dix minutes de pause valent mieux qu'une heure de récupération forcée après épuisement.
– **Simplifier** : préparer les vêtements, les repas ou les documents la veille pour éviter le stress matinal.

Gestes d'économie articulaire et musculaire
– Utiliser les deux mains pour soulever un objet au lieu d'une seule.
– Faire glisser plutôt que porter.
– S'asseoir pour se coiffer, cuisiner ou s'habiller.
– Utiliser les aides techniques sans hésitation : elles sont faites pour soulager, pas pour rappeler la maladie.

Hygiène de vie apaisante
– Dormir dans une chambre fraîche, calme, sans écrans avant le coucher.
– Boire suffisamment d'eau et privilégier une alimentation anti-inflammatoire riche en oméga-3 et antioxydants.

– Éviter le café et le sucre le soir, véritables ennemis du sommeil réparateur.
– Bouger chaque jour, même lentement : l'activité physique douce améliore la qualité du sommeil et réduit la fatigue chronique.

Gestion mentale de la fatigue
– Accepter les jours "sans" sans s'en vouloir.
– Pratiquer des techniques de respiration ou de relaxation pour apaiser le mental.
– Se fixer de petits objectifs atteignables plutôt que de vouloir "rattraper le temps perdu".

Astuce du quotidien
Un carnet d'énergie peut aider : noter chaque jour les moments où la fatigue se manifeste, ce qui l'aggrave ou la soulage. Ce suivi aide à mieux comprendre ses rythmes et à adapter son emploi du temps.

Prévenir la fatigue, c'est s'autoriser à ralentir avant de tomber à l'arrêt. C'est un apprentissage de douceur envers soi-même. En respectant son énergie, on ne fait pas moins, on fait mieux — et surtout, on fait plus longtemps.

16.7 Routines de bien-être

Les routines de bien-être ne sont pas des luxes, mais de véritables soins quotidiens pour le corps et l'esprit. Dans la polyarthrite rhumatoïde, elles permettent de garder une stabilité émotionnelle, de détendre les articulations et de renforcer la confiance dans le mouvement. Ces petits rituels réguliers deviennent des repères : ils apaisent, structurent la journée et réinstallent une forme de sérénité corporelle.

Le matin : réveiller le corps sans brusquerie
Le lever doit être un moment doux. Avant même de sortir du lit, on peut bouger lentement les doigts, les poignets, les chevilles, puis respirer profondément pour oxygéner le corps. Une douche tiède, un peu d'huile de massage ou un auto-massage rapide avec une balle souple aident à assouplir les articulations et à réduire la raideur matinale. Le petit-déjeuner devient aussi un acte thérapeutique : un repas chaud, coloré et riche en nutriments anti-inflammatoires pour démarrer la journée avec énergie.

En journée : entretenir la fluidité
Bouger régulièrement, sans excès, est la clé. Se lever toutes les heures, s'étirer quelques secondes, faire trois respirations profondes ou marcher un peu suffit pour relancer la circulation et éviter l'enraidissement. Entre deux tâches, s'accorder un moment de pause ou de musique douce aide à maintenir un bon équilibre nerveux. Les séances de kinésithérapie ou d'exercices doux deviennent des rendez-vous avec soi-même, des moments de réconciliation entre le corps et le mouvement.

Le soir : apaiser et relâcher
C'est le temps de la récupération. Prendre un bain chaud, boire une tisane relaxante,

faire quelques étirements légers ou pratiquer la respiration consciente prépare le corps au sommeil. Éviter les écrans, tamiser la lumière, respirer lentement — ces gestes simples signalent au cerveau que la journée se termine. L'huile essentielle de lavande, une musique calme ou une courte méditation peuvent compléter cette transition vers le repos.

Le week-end : nourrir le moral
Sortir, voir des proches, marcher dans la nature, écouter de la musique ou simplement ne rien faire sans culpabilité. Le bien-être, c'est aussi s'accorder du plaisir sans objectif thérapeutique. Rire, créer, jardiner, cuisiner lentement : tout ce qui réveille la joie rééquilibre le système nerveux et apaise la douleur.

La routine de bien-être n'est pas une contrainte mais un acte d'amour envers soi. Ce sont ces gestes répétés, simples et sincères, qui entretiennent le lien entre le corps et la paix intérieure. Jour après jour, ils rappellent que le soin ne passe pas seulement par les médicaments, mais aussi par la manière de vivre, de respirer et de se respecter.

16.8 Auto-observation

L'auto-observation est une compétence essentielle pour vivre sereinement avec la polyarthrite rhumatoïde. Elle consiste à se connaître, à écouter son corps sans le juger, et à repérer les signaux avant qu'ils ne deviennent des obstacles. C'est une forme de vigilance douce, une manière d'apprendre à collaborer avec la maladie plutôt que de la subir.

Pourquoi c'est important
Chaque personne réagit différemment : un aliment, une émotion ou un effort peuvent aggraver les symptômes chez l'un et pas chez l'autre. Observer ses réactions permet d'anticiper les poussées, d'adapter son rythme et d'éviter la fatigue inutile. L'auto-observation redonne aussi le sentiment de contrôle — une arme puissante contre l'anxiété et le découragement.

Ce qu'il faut observer au quotidien
– **Les douleurs** : leur intensité, leur localisation, leur évolution dans la journée.
– **La raideur** : quand elle apparaît, combien de temps elle dure, ce qui l'améliore ou l'aggrave.
– **La fatigue** : moments où elle survient, qualité du sommeil, alimentation de la veille.
– **Les émotions** : stress, colère, tristesse ou apaisement — ils influencent directement les symptômes.
– **Les effets des activités physiques** : noter celles qui soulagent et celles qui fatiguent trop.
– **L'alimentation** : repérer les repas après lesquels les douleurs augmentent ou diminuent.

Comment pratiquer l'auto-observation
– Tenir un **carnet de suivi** : y inscrire ses ressentis, ses douleurs, son niveau d'énergie et ses émotions chaque jour.
– Utiliser une **échelle de douleur** de 0 à 10 pour objectiver les sensations.
– Relire chaque semaine pour repérer les tendances.
– Partager ces observations avec le kinésithérapeute ou le médecin pour affiner les soins.

Les bénéfices
– Identifier les causes de poussées et adapter son mode de vie.
– Renforcer la confiance en soi et la connaissance de son corps.
– Transformer la maladie en un processus de compréhension plutôt qu'en une contrainte.

L'auto-observation n'est pas une obsession du symptôme, mais une manière d'apprendre le langage de son corps. Elle développe une forme de sagesse corporelle : on ne cherche plus à tout contrôler, mais à ajuster, à respecter, à prévenir. Observer, c'est déjà agir — doucement, mais efficacement.

16.9 Journal de suivi

Tenir un **journal de suivi** est un outil simple mais extrêmement puissant pour mieux comprendre l'évolution de la polyarthrite rhumatoïde. Il permet de visualiser les progrès, d'identifier les déclencheurs de douleur ou de fatigue, et de dialoguer plus efficacement avec les soignants. Ce n'est pas un journal de plaintes, mais un **carnet d'écoute et de stratégie**, un allié pour apprendre à décoder son propre corps.

Pourquoi le tenir
La mémoire est sélective : la douleur des mauvais jours efface souvent les moments de mieux-être. Noter ce que l'on ressent permet de prendre du recul, de constater les améliorations parfois invisibles au quotidien et de repérer ce qui influence l'inflammation. Le journal devient un outil de prévention et de motivation.

Ce qu'on peut y noter
– **Les symptômes du jour** : douleur (de 0 à 10), raideur, gonflement, fatigue.
– **Les activités physiques** : séances de kiné, exercices réalisés, marche, yoga, Qi Gong, etc.
– **Le sommeil** : durée, qualité, réveils nocturnes.
– **L'alimentation** : repas principaux, excès éventuels, effets observés sur les douleurs.
– **L'humeur et le stress** : niveau d'anxiété, moral, événements émotionnels marquants.
– **Les traitements** : médicaments pris, effets secondaires, oublis ou ajustements.
– **Les petits succès** : gestes mieux réussis, douleur réduite, regain d'énergie.

Forme pratique
Le journal peut être un carnet papier, une application mobile ou un simple tableau imprimé. L'important est la régularité : quelques lignes par jour suffisent. Utiliser des codes couleurs (vert pour les bons jours, orange pour les moyens, rouge pour les poussées) permet de visualiser rapidement les tendances.

Comment l'utiliser
– Relire chaque semaine pour repérer les schémas : "Quand je dors bien, j'ai moins mal.", "Après deux jours de stress, les genoux gonflent."
– Partager les données clés avec le kinésithérapeute ou le médecin pour ajuster le programme de soins.
– Célébrer les progrès visibles : la douleur qui diminue, la souplesse qui revient, la fatigue qui s'allège.

L'impact psychologique positif
Le journal n'est pas seulement un outil d'analyse, c'est aussi un acte de reconnaissance envers soi-même. Il transforme la maladie en un dialogue, pas en une fatalité. Chaque note devient une preuve de courage, chaque amélioration, un pas vers la liberté.

Tenir ce journal, c'est devenir **l'expert de son propre corps**. On n'est plus spectateur, on devient acteur. Et dans la polyarthrite, cette différence change tout : elle redonne de la clarté, de la cohérence, et surtout, de l'espoir.

16.10 Motivation quotidienne

La motivation quotidienne, c'est le moteur invisible qui permet d'avancer même les jours de douleur. Dans la polyarthrite rhumatoïde, elle vacille parfois — la fatigue, les traitements, les restrictions, la lenteur du matin peuvent éroder l'envie. Pourtant, c'est cette petite flamme, entretenue jour après jour, qui fait la différence entre subir la maladie et vivre avec elle en pleine conscience.

Redonner du sens à chaque geste
La motivation naît quand les gestes reprennent un sens. S'étirer, respirer, marcher, manger sainement — ce ne sont plus des obligations, mais des actes de soin envers soi-même. Chaque mouvement devient une victoire discrète, une preuve de résistance tranquille. Le progrès n'est pas dans la vitesse, mais dans la constance : faire un peu, chaque jour, c'est déjà avancer.

Trouver ses sources de motivation personnelles
– **Le plaisir** : choisir une activité qui fait du bien (musique, jardin, cuisine, lecture).
– **Le lien humain** : parler à un proche, à un thérapeute, à un autre patient, pour ne pas porter seul le poids du quotidien.
– **Les petits objectifs** : remplacer "je dois aller mieux" par "aujourd'hui, je bouge un peu plus qu'hier".

– **La gratitude** : noter chaque soir trois choses positives, aussi simples soient-elles. Le cerveau finit par se souvenir qu'il y a toujours du bon, même dans la douleur.

Rituels d'ancrage
– Commencer la journée par un geste bienveillant : une respiration profonde, un sourire devant le miroir, une phrase encourageante ("Je fais ce que je peux, et c'est déjà beaucoup").
– Écrire une phrase inspirante sur un post-it visible.
– Célébrer les réussites, même infimes : un lever plus facile, un jour sans poussée, une marche sans douleur.

Les outils pour garder le cap
– Le **journal de suivi** devient un allié : il permet de constater les progrès et d'éviter le découragement.
– La **musique**, la **méditation**, ou un **bain chaud** sont des récompenses simples qui nourrissent le moral.
– L'entourage bienveillant agit comme un miroir positif : il rappelle les progrès que l'on ne voit plus soi-même.

La motivation ne tombe pas du ciel, elle se cultive comme un muscle. Certains jours, elle est forte et éclatante ; d'autres, plus fragile, mais toujours là, quelque part, prête à se rallumer. Ce qui compte, ce n'est pas la perfection, c'est la **persévérance douce** — celle qui dit : "Je continue, même lentement, parce que je choisis la vie, le mouvement et la paix intérieure."

Chapitre 17 : Le rôle de la famille et des aidants

17.1 Comprendre la maladie

Comprendre la polyarthrite rhumatoïde, c'est déjà commencer à la maîtriser. Tant qu'elle reste mystérieuse, elle fait peur ; mais dès qu'on en saisit les mécanismes, elle devient plus prévisible, moins menaçante. La connaissance transforme la peur en action, et l'impuissance en stratégie.

La polyarthrite rhumatoïde n'est pas une simple "usure" des articulations, mais une maladie auto-immune : le système immunitaire, déréglé, s'attaque à la membrane synoviale, celle qui tapisse l'intérieur des articulations. Cela provoque inflammation, gonflement, chaleur et douleur. Avec le temps, si elle n'est pas contrôlée, cette inflammation peut abîmer le cartilage, les tendons et l'os.

Mais aujourd'hui, cette maladie se comprend et se gère beaucoup mieux. Les traitements modernes (biothérapies, méthotrexate, corticoïdes à faible dose) permettent de freiner considérablement l'évolution et de maintenir une vie active. L'objectif n'est plus seulement de soulager, mais de stabiliser la maladie jusqu'à la rémission.

Pourquoi comprendre aide à guérir

– Parce qu'on apprend à reconnaître les signaux précoces de poussée : chaleur, fatigue inhabituelle, gonflement.
– Parce qu'on sait quand bouger, quand se reposer et comment adapter son activité.
– Parce qu'on devient acteur de son traitement et non plus simple patient.

Le kinésithérapeute, le rhumatologue et l'équipe médicale jouent un rôle clé pour expliquer, adapter et accompagner. Poser des questions, comprendre les examens, connaître ses médicaments, noter ses réactions : ce sont des gestes de prévention autant que de participation.

Il faut aussi comprendre que la polyarthrite n'est pas qu'une maladie du corps, c'est une épreuve du mental. Elle demande de la patience, de la souplesse psychologique et une grande capacité d'adaptation. Mais en retour, elle apprend à écouter son corps, à ralentir et à prendre soin de soi autrement.

Comprendre la maladie, c'est reprendre le pouvoir. Ce n'est pas se soumettre à un diagnostic, c'est apprendre à naviguer avec lui — avec lucidité, curiosité et courage. Car un patient informé est un patient fort, et dans la polyarthrite, la force commence toujours par la connaissance.

17.2 Empathie et patience

L'empathie et la patience sont les deux piliers silencieux qui soutiennent la vie avec une polyarthrite rhumatoïde. Elles apaisent les tensions, réparent les incompréhensions et permettent à la relation entre le patient et son entourage de rester douce malgré la douleur.

L'empathie, c'est la capacité de se mettre à la place de l'autre sans vouloir le corriger. Pour le proche, cela signifie comprendre que la douleur n'est pas toujours visible, qu'elle change d'un jour à l'autre, qu'un geste anodin peut devenir un effort considérable. Pour le patient, c'est aussi reconnaître que les autres ne peuvent pas toujours deviner ce qu'il ressent. Chacun fait de son mieux — et cette reconnaissance mutuelle allège déjà la charge émotionnelle.

La patience, c'est l'art d'accepter le rythme du corps et celui de la vie. Elle se cultive des deux côtés : le patient apprend à respecter ses limites, à ne pas se juger pour ce qu'il ne peut pas faire ; les proches apprennent à attendre, à accompagner sans précipiter. La polyarthrite enseigne une forme de lenteur consciente, où chaque geste devient une victoire et chaque journée un pas de plus vers l'équilibre.

Une parole empathique vaut souvent plus qu'un long discours. Dire "je comprends que ce soit difficile", "je suis là si tu as besoin", ou simplement tendre la main, c'est déjà soulager. L'empathie, c'est une présence, pas une solution.

Et quand la patience s'installe dans la relation, la maladie cesse d'être un mur entre les personnes — elle devient un pont d'écoute et de respect. L'entourage apprend à mesurer les bons jours sans craindre les mauvais, et le patient se sent reconnu, non pas pour sa maladie, mais pour sa force tranquille.

Empathie et patience ne coûtent rien, mais changent tout : elles rendent la maladie plus humaine, la douleur plus supportable et la vie plus fluide. Dans la polyarthrite, elles sont les vraies thérapies du cœur.

17.3 Prévenir le découragement

Le découragement fait partie du chemin quand on vit avec une polyarthrite rhumatoïde. Il se glisse dans les jours de douleur, dans les matins lents, dans les périodes où la fatigue semble plus forte que la volonté. Mais s'il est normal d'avoir des moments de doute, il ne faut jamais lui laisser la place de s'installer. Le prévenir, c'est apprendre à se relever avant de tomber trop bas.

La première arme contre le découragement, c'est **la lucidité bienveillante** : reconnaître que tout ne sera pas toujours facile, mais que chaque effort compte. Même si la maladie revient, même si la douleur persiste, il y a toujours un progrès à célébrer — un geste retrouvé, un jour sans crise, un sommeil plus paisible.

Quelques repères pour garder le cap :
– **Accepter les jours "off"** : ils ne sont pas des échecs, mais des pauses nécessaires. Le corps se régénère aussi dans le repos.
– **Célébrer les petits succès** : noter chaque amélioration dans un carnet, même minime, redonne confiance.
– **S'entourer des bonnes personnes** : fuir les voix qui minimisent ou dramatisent, et privilégier celles qui écoutent sans juger.
– **Se rappeler que la maladie n'efface pas la personne** : la douleur ne définit pas la valeur, le courage ou la beauté d'un être humain.
– **Entretenir l'humour** : il désamorce les tensions et ramène un peu de légèreté dans les journées les plus lourdes.

La motivation ne reste pas constante — et c'est normal. Ce qui compte, c'est de ne jamais couper le lien avec ce qui nourrit l'envie : un projet, un proche, une activité plaisante, une séance de rééducation réussie.

Le kinésithérapeute, en encourageant les progrès visibles, joue un rôle clé : rappeler au patient ce que le corps sait encore faire, ce qu'il apprend à nouveau, ce qu'il reconquiert peu à peu.

Prévenir le découragement, c'est entretenir la flamme intérieure. Elle peut vaciller, mais ne s'éteint jamais complètement. Il suffit parfois d'un mot, d'un regard, d'une respiration profonde pour la rallumer. Et chaque jour où l'on choisit de continuer, même doucement, est déjà une victoire silencieuse contre la maladie.

17.4 Communication ouverte

La communication ouverte est un pilier de l'équilibre émotionnel dans la polyarthrite rhumatoïde. Elle relie, apaise, et transforme la solitude en compréhension. Parler franchement — sans colère ni honte — permet de libérer les tensions invisibles que la douleur accumule. Et quand le dialogue s'installe, la maladie cesse d'être un secret pesant pour devenir un défi partagé.

Pourquoi c'est essentiel
La polyarthrite est une maladie souvent silencieuse : rien ne se voit à l'extérieur, pourtant tout brûle à l'intérieur. Si le patient garde tout pour lui, les proches ne peuvent ni deviner ni aider. Inversement, s'ils interprètent à tort la fatigue comme du désintérêt, des malentendus apparaissent. Parler, c'est prévenir ces confusions. Dire "aujourd'hui, j'ai mal" ou "j'ai besoin de calme" évite d'exploser plus tard.

Comment créer ce dialogue bienveillant
– **Exprimer sans accuser** : remplacer "tu ne comprends jamais" par "j'aimerais t'expliquer ce que je ressens".
– **Choisir le bon moment** : parler quand le calme est revenu, pas en pleine crise de douleur ou de tension.
– **Accepter les émotions** : pleurer, rire ou se taire un moment fait partie du processus — ce n'est pas une faiblesse.
– **Encourager l'échange dans les deux sens** : les proches aussi ont besoin de s'exprimer, de poser des questions, de comprendre leur place.
– **Utiliser l'humour et la simplicité** : un mot léger vaut souvent mieux qu'une longue justification.

Les bienfaits du dialogue
Une parole posée désamorce les frustrations, renforce la complicité et redonne confiance. Le patient se sent soutenu, et les proches moins impuissants. La communication ouverte crée un climat de coopération où chacun peut exister : la personne malade, mais aussi la famille qui apprend à accompagner sans s'oublier.

Le rôle du thérapeute
Le kinésithérapeute, le psychologue ou le médecin peuvent aider à restaurer ce dialogue quand il s'éteint. Un tiers bienveillant permet souvent de remettre des mots là où le silence a creusé la distance.

Communiquer ouvertement, c'est rétablir la circulation — pas seulement entre les personnes, mais entre le corps, le cœur et l'esprit. C'est rappeler que, même dans la maladie, la parole reste un mouvement : elle relie, elle libère, et elle redonne vie là où la douleur avait figé les liens.

17.5 Gestion des crises de douleur

Les crises de douleur font partie intégrante de la polyarthrite rhumatoïde. Elles surviennent parfois sans prévenir, transforment un geste simple en effort immense et peuvent, si elles ne sont pas maîtrisées, épuiser autant le corps que le moral. Mais une crise bien gérée perd de sa puissance. Ce n'est plus une tempête qui submerge, mais une vague qu'on apprend à traverser avec calme et stratégie.

1. Reconnaître les signes d'alerte
La douleur ne surgit pas toujours brutalement : souvent, elle s'annonce. Une chaleur articulaire, une fatigue inhabituelle, un gonflement léger ou un sommeil agité peuvent être les premiers signaux. Les repérer tôt permet d'agir avant que la crise ne s'installe.

2. Réagir vite et avec douceur
Dès que la poussée débute :
– **Mettre au repos la zone douloureuse**, mais sans immobiliser totalement.
– **Appliquer du froid** (poche de glace ou bain local) si l'articulation est chaude, ou de la **chaleur douce** si elle est raide mais non inflammatoire.
– **Respirer lentement** pour apaiser la tension musculaire et calmer le système nerveux.
– **Adapter le programme du jour** : reporter les tâches exigeantes, se reposer et se recentrer sur l'essentiel.

3. Mobiliser les aides thérapeutiques
– Prendre les **médicaments prescrits** (anti-inflammatoires, antalgiques) dès les premiers signes, sans attendre l'intensité maximale.
– Pratiquer de petits **mouvements doux et circulaires** pour éviter la raideur complète.
– Utiliser des **techniques de relaxation ou de visualisation** pour détourner l'attention de la douleur.
– Contacter le **kinésithérapeute ou le médecin** en cas de douleur inhabituelle ou persistante : ajuster le traitement évite les aggravations.

4. Se protéger mentalement
Une crise peut être décourageante, mais elle ne remet pas en question les progrès réalisés. Se répéter "ce n'est qu'un passage, pas un retour en arrière" aide à garder le moral. Écouter de la musique, pratiquer une respiration consciente ou s'entourer d'un proche bienveillant permet de mieux supporter la période difficile.

5. Favoriser la récupération après la crise
Une fois la douleur apaisée, reprendre les activités doucement, sans vouloir "rattraper le temps perdu". Étirements légers, chaleur, hydratation et sommeil sont les meilleurs alliés du retour au calme.

Gérer une crise de douleur, c'est apprendre à écouter son corps sans paniquer. Plus on connaît ses propres signaux, plus la réaction devient fluide et efficace. Avec le temps, on découvre qu'on ne subit plus la crise — on la traverse, avec maîtrise et confiance.

17.6 Soutenir sans surprotéger

Soutenir une personne atteinte de polyarthrite rhumatoïde est un acte d'amour, mais il doit être juste. Trop d'aide étouffe, trop peu isole. Le vrai soutien, c'est celui qui encourage l'autonomie tout en restant disponible — une présence discrète mais solide, ni intrusive ni absente.

Quand la douleur est forte, la tentation de tout faire à la place de la personne malade est naturelle. On veut la soulager, la préserver. Mais à force de vouloir aider, on finit parfois par priver l'autre de sa liberté, de sa confiance en ses capacités et de son sentiment d'utilité. Être surprotégé, c'est être enfermé dans le rôle de malade, alors que le besoin profond est de rester acteur de sa vie.

Soutenir, c'est accompagner, pas diriger.
Cela signifie :
– Proposer son aide, mais **laisser le choix** ("veux-tu que je t'aide ou tu préfères essayer seule ?").
– Être prêt à intervenir si nécessaire, mais **respecter le rythme** du patient, même s'il est plus lent.
– Valoriser chaque geste accompli, même simple, pour nourrir la confiance.
– Éviter les phrases qui infantilisent ("laisse, je vais le faire") au profit de celles qui encouragent ("tu veux qu'on le fasse ensemble ?").

Le kinésithérapeute applique le même principe : il guide sans forcer, aide sans remplacer. Il stimule l'autonomie en rappelant que chaque mouvement effectué par le patient est une victoire sur la raideur et non un risque.

Pour les proches, soutenir sans surprotéger, c'est aussi apprendre à écouter sans chercher à "réparer". Parfois, la meilleure aide est une présence silencieuse, un regard bienveillant ou un humour partagé. Le patient n'attend pas qu'on efface la maladie, mais qu'on croie encore en lui malgré elle.

Ce juste équilibre permet de préserver la dignité, de renforcer le lien et de maintenir la motivation. Le soutien devient alors une énergie partagée, pas une dépendance. Et dans cette complicité équilibrée, la maladie perd un peu de terrain, remplacée par la confiance et la liberté de bouger à son propre rythme.

17.7 Activités partagées

Les activités partagées sont un véritable ciment dans la relation entre la personne atteinte de polyarthrite rhumatoïde et ses proches. Elles rappellent que la vie ne se résume pas aux soins, aux douleurs ou aux contraintes médicales. Faire quelque chose ensemble, même simplement, c'est nourrir le lien, restaurer la légèreté et redonner une place à la joie.

Quand la maladie s'installe, elle a tendance à isoler. Le rythme ralentit, les sorties se font plus rares, la fatigue pousse à décliner les invitations. Or, c'est précisément dans ces moments qu'il faut maintenir les petits rituels de partage : un café, une promenade, un repas préparé ensemble, un film regardé côte à côte. Ces instants sont des respirations émotionnelles qui renforcent la complicité et allègent la charge mentale.

Idées d'activités adaptées
– **Marche douce en plein air** : un rythme tranquille, avec pauses et conversation. L'air, la lumière et le mouvement font autant de bien au moral qu'aux articulations.
– **Cuisine à deux** : un moment convivial où chacun a son rôle, sans pression. Les gestes deviennent des échanges, les repas des célébrations.
– **Musique et lecture** : écouter un album, lire à voix haute, partager un livre ou un podcast crée du lien sans effort physique.
– **Jardinage adapté** : en bac surélevé, à petite dose, pour le plaisir du contact avec la nature.
– **Jeux de société ou activités manuelles** : stimuler la concentration, la coordination et le rire.

L'idée n'est pas de tout faire, mais de **rester dans le mouvement du lien**. Les proches doivent apprendre à proposer sans imposer, à s'ajuster aux bons jours comme aux plus lents.

Ces moments partagés agissent comme des antidouleurs invisibles : ils stimulent les endorphines, réduisent le stress et renforcent le sentiment d'appartenance. On n'est plus "le malade" et "l'aidant", mais deux personnes qui continuent à vivre ensemble, autrement.

Les activités partagées rappellent une vérité essentielle : la maladie peut ralentir le corps, mais elle n'a pas à couper les liens du cœur. Chaque rire, chaque regard, chaque instant de complicité est une victoire silencieuse contre l'isolement et la douleur.

17.8 Sensibilisation des enfants

Parler de la maladie aux enfants est souvent difficile, mais essentiel. Ils voient, entendent et ressentent bien plus qu'on ne le croit. Quand on ne leur explique pas, ils imaginent — et leurs imaginations vont souvent vers le pire. Sensibiliser les enfants à la polyarthrite rhumatoïde, c'est leur donner les clés pour comprendre, se rassurer et participer à leur manière à l'équilibre familial.

Dire la vérité simplement
Les enfants n'ont pas besoin de tous les détails médicaux, mais ils ont besoin d'honnêteté. Leur dire que “maman ou papa a une maladie qui fait mal aux articulations, qui fatigue et qui demande des soins” suffit. On précise que ce n'est pas contagieux et que, même si certaines journées sont difficiles, la maladie ne change pas l'amour ni la présence du parent.

Mettre des mots à hauteur d'enfant
– Pour les petits : utiliser des images (“mes genoux sont comme des charnières un peu rouillées”) ou des jeux (“on va faire la marche lente des ours” pour rire d'une raideur matinale).
– Pour les plus grands : leur expliquer que la douleur peut venir par vagues, que certaines périodes demandent plus de repos, mais qu'il y a aussi beaucoup de bons jours.

Impliquer sans alourdir
Les enfants aiment aider, mais il faut que cela reste léger. Leur confier de petites missions symboliques (“passe-moi le coussin chauffant”, “mets la musique douce pendant que je me repose”) leur donne un sentiment d'utilité sans leur faire porter de responsabilité.

Préserver leur enfance
Le rôle d'enfant reste prioritaire. On les rassure : ils n'ont pas à “guérir” ou à “remplacer” quoi que ce soit. On veille à maintenir leurs activités, leurs amis, leur spontanéité. La maladie ne doit pas occuper tout l'espace familial.

Cultiver la bienveillance et la fierté
Les enfants de parents malades développent souvent une grande empathie, une maturité précoce et un sens profond de la solidarité. Les valoriser pour cela (“tu es très attentif”, “merci pour ton aide”) les aide à grandir dans la confiance plutôt que dans la peur.

Sensibiliser les enfants, c'est leur apprendre à vivre avec la réalité sans la subir. C'est transformer la maladie en leçon d'humanité : comprendre la fragilité, respecter le rythme de l'autre, apprécier les jours simples. Et dans ce regard d'enfant qui comprend sans juger, le parent trouve souvent la plus belle source de courage.

17.9 Soutien associatif

Le soutien associatif joue un rôle essentiel dans la vie des personnes atteintes de polyarthrite rhumatoïde. Les associations sont bien plus que des structures d'information : ce sont des lieux de partage, d'écoute et de solidarité. Elles créent un pont entre le monde médical et la vie quotidienne, entre l'isolement et le collectif.

Lorsqu'on vit avec une maladie chronique, on se sent parfois seul, même entouré. Les associations permettent de rencontrer d'autres personnes qui comprennent vraiment — pas parce qu'elles compatissent, mais parce qu'elles vivent la même chose. Ces échanges dédramatisent, inspirent et redonnent espoir. On y découvre des astuces concrètes, des parcours de réussite, des moyens de mieux vivre les traitements et de rester actif.

Rôles principaux des associations
– **Informer** : elles expliquent la maladie avec des mots clairs, partagent les actualités médicales et les droits des patients.
– **Accompagner** : elles orientent vers des kinésithérapeutes, psychologues, ergothérapeutes ou services d'aide adaptés.
– **Soutenir moralement** : groupes de parole, cafés-rencontres, forums en ligne, ateliers bien-être — autant de lieux où la parole circule librement.
– **Défendre les patients** : elles font entendre la voix collective auprès des institutions, favorisent la reconnaissance du handicap et l'accès aux soins.
– **Former** : certaines proposent des ateliers de gestion de la douleur, de relaxation, de cuisine anti-inflammatoire ou de rééducation douce.

Exemples en France
Des associations comme **l'ANDAR (Association Nationale de Défense contre l'Arthrite Rhumatoïde)** ou **France Assos Santé** offrent de nombreuses ressources : fiches pratiques, permanences téléphoniques, webinaires et actions de sensibilisation. Elles organisent aussi des journées régionales où les patients peuvent rencontrer des professionnels et partager leurs expériences.

Pourquoi rejoindre une association ?
Parce que cela change le regard sur la maladie. On ne se définit plus uniquement comme "malade", mais comme membre d'une communauté vivante, dynamique, solidaire. On découvre qu'on peut aider autant qu'on est aidé. Ce sentiment d'appartenance redonne confiance et énergie.

Le soutien associatif, c'est la preuve que la force collective peut alléger les douleurs individuelles. Dans ces espaces humains, on ne parle pas seulement de maladie — on parle de vie, d'adaptation, de courage. Et souvent, on en ressort plus fort, plus informé, et un peu plus apaisé.

17.10 Témoignages

Les témoignages sont des bouffées d'humanité dans le parcours souvent silencieux de la polyarthrite rhumatoïde. Ils rappellent que derrière chaque diagnostic, il y a des vies entières, des visages, des forces et des histoires différentes. Lire ou entendre le vécu d'autres patients, c'est briser l'isolement et remettre un peu de lumière dans les zones d'ombre de la maladie.

Chaque témoignage est unique, mais tous partagent le même fil rouge : la capacité d'adaptation. Certains racontent le choc du diagnostic, la peur de l'avenir, la douleur des premiers temps. D'autres évoquent les progrès, les rencontres qui ont tout changé, les petites victoires du quotidien : "j'ai pu boutonner ma chemise sans douleur", "j'ai marché trente minutes sans m'arrêter", "j'ai ri sans culpabilité". Ces phrases simples deviennent des messages d'espoir.

Les témoignages montrent aussi la diversité des chemins :
– Il y a ceux qui trouvent un nouvel équilibre grâce à la kinésithérapie, au yoga ou au Qi Gong.
– Ceux qui redécouvrent la patience, l'humour, la créativité.
– Ceux qui, malgré la fatigue, continuent à travailler, à voyager, à aimer.

Ils rappellent une vérité fondamentale : **la polyarthrite change la vie, mais elle ne la vole pas.** Beaucoup apprennent à mieux écouter leur corps, à savourer les instants calmes, à redéfinir la notion de réussite.

Partager son expérience, c'est aussi donner du sens à la douleur. En parlant, on transforme le poids du vécu en ressource pour les autres. Le témoignage devient un acte de solidarité : "si j'y arrive, toi aussi tu peux".

Pour les nouveaux diagnostiqués, ces récits sont des phares. Ils montrent qu'il existe une vie riche et pleine malgré la maladie. Qu'on peut rire, aimer, créer, progresser. Et que, derrière chaque articulation douloureuse, il y a un cœur courageux — battant, vibrant, bien vivant.

Les témoignages ne guérissent pas, mais ils soignent autrement : ils apaisent, réchauffent, inspirent. Ils rappellent qu'on ne guérit peut-être pas de la polyarthrite, mais qu'on peut guérir du désespoir. Et cela, c'est déjà une forme de renaissance.

Chapitre 18 : Travail et vie sociale

18.1 Adapter son poste

Adapter son poste de travail est une étape essentielle pour continuer à exercer une activité professionnelle sans aggraver les douleurs ni accentuer la fatigue. Dans la polyarthrite rhumatoïde, il ne s'agit pas de renoncer, mais d'ajuster — transformer son environnement pour qu'il s'accorde au corps plutôt que de le contraindre.

Comprendre l'objectif
Un poste adapté permet de préserver les articulations, d'éviter les gestes répétitifs

douloureux et de réduire la tension musculaire. L'idée est simple : moins de contrainte, plus d'efficacité. Le travail devient alors possible, durable et plus confortable.

Les principes d'un bon aménagement
– Le mobilier doit s'ajuster à la morphologie, pas l'inverse.
– L'environnement doit encourager le mouvement, pas l'immobilité.
– La posture idéale est celle qu'on peut changer régulièrement.

Pour les postes de bureau
– **Chaise ergonomique** avec dossier réglable, soutien lombaire et accoudoirs pour soulager les épaules.
– **Plan de travail réglable** en hauteur pour alterner assis et debout.
– **Clavier et souris ergonomiques** pour protéger les poignets et les doigts.
– **Écran à hauteur des yeux** afin d'éviter les tensions cervicales.
– **Repose-pieds** pour soulager les genoux et favoriser la circulation.
– Prévoir des **pauses de mobilité** toutes les 45 minutes : étirements, respiration, petits mouvements.

Pour les métiers physiques ou manuels
– **Limiter les charges lourdes** grâce à des chariots, diables ou sangles de portage.
– Utiliser des **outils légers** avec manche large et antidérapant.
– **Adapter la hauteur des plans de travail** pour éviter les flexions et torsions.
– Porter des **orthèses de soutien** si nécessaire pour protéger les articulations fragiles.
– Alterner les tâches pour solliciter différentes parties du corps.

Communication et accompagnement
Informer son employeur ou le service de santé au travail est une étape clé. Des aménagements spécifiques peuvent être proposés : horaires flexibles, pauses supplémentaires, télétravail, matériel ergonomique. Ces ajustements ne sont pas des privilèges, mais des mesures de prévention.

Astuce motivation
Voir son poste adapté, c'est souvent un signe de reconnaissance. Cela permet de travailler avec plus de sérénité, moins de douleur et plus d'efficacité. L'aménagement du poste, c'est une façon de dire à son corps : *"Je t'écoute, et je te respecte."*

Un poste bien ajusté n'est pas une concession à la maladie, c'est un acte d'intelligence. Il transforme la contrainte en confort, le travail en équilibre, et la fatigue en confiance retrouvée.

18.2 Reconnaissance MDPH

La **reconnaissance auprès de la MDPH (Maison Départementale des Personnes Handicapées)** est une démarche importante pour toute personne vivant avec une polyarthrite rhumatoïde qui impacte ses activités quotidiennes ou professionnelles. Elle permet d'obtenir des droits, des aides et des aménagements adaptés à la situation, afin de préserver l'autonomie et la qualité de vie.

Pourquoi faire la demande

La polyarthrite, même si elle est invisible, peut provoquer des douleurs, une fatigue intense et une perte de mobilité. La reconnaissance MDPH n'est pas une étiquette, mais une **protection légale**. Elle ouvre l'accès à des dispositifs concrets qui facilitent la vie : aides financières, matérielles, humaines ou professionnelles.

Les principales aides possibles

– **Reconnaissance de la Qualité de Travailleur Handicapé (RQTH)** : permet d'obtenir des aménagements de poste, des horaires adaptés, du matériel ergonomique ou un accompagnement professionnel personnalisé (via Cap Emploi ou le service RH).
– **Carte Mobilité Inclusion (CMI)** : pour faciliter les déplacements, obtenir des priorités dans les transports ou des places de stationnement.
– **Allocation Adulte Handicapé (AAH)** : versée selon les ressources, elle compense la perte de revenus liée à la maladie.
– **Aide à l'aménagement du logement ou du véhicule**, selon le degré de limitation fonctionnelle.
– **Orientation vers des dispositifs de rééducation, d'aide à domicile ou d'appui psychologique.**

La démarche administrative

– Le dossier MDPH est à retirer en mairie, à la MDPH du département ou à télécharger en ligne sur le site officiel.
– Il comprend un **formulaire détaillé** à remplir par le patient et un **certificat médical** complété par le médecin traitant ou le spécialiste (rhumatologue).
– Il est recommandé d'y joindre une **lettre personnelle** décrivant les difficultés réelles du quotidien : gestes douloureux, fatigue, impact sur le travail, sur la vie domestique ou sociale.
– Le dossier est ensuite étudié par une équipe pluridisciplinaire qui évalue le taux de handicap et propose les aides adaptées.

Conseils pratiques

– Être honnête et précis : mieux vaut décrire concrètement les difficultés que d'en minimiser l'impact.
– Ne pas hésiter à demander l'aide d'un travailleur social, d'un médecin ou d'une association de patients (comme l'ANDAR) pour constituer le dossier.
– Le renouvellement des droits se fait généralement tous les 2 à 5 ans selon la situation.

Pourquoi c'est un acte positif

Demander la reconnaissance MDPH, ce n'est pas "se déclarer malade", c'est **revendiquer le droit de vivre dignement avec une maladie chronique**. C'est accepter de s'entourer, d'être soutenu, et de bénéficier d'un cadre légal qui protège.

La polyarthrite ne doit pas être vécue comme un frein, mais comme une réalité à adapter. La MDPH est là pour ça : pour transformer la reconnaissance en levier d'autonomie, et permettre à chacun de continuer à avancer, avec ses forces et ses limites, mais toujours avec dignité.

18.3 Télétravail et pauses

Le **télétravail** est devenu une solution précieuse pour de nombreuses personnes atteintes de polyarthrite rhumatoïde. Travailler depuis chez soi permet d'aménager ses horaires, de réduire la fatigue liée aux déplacements et de mieux gérer les poussées douloureuses. Cependant, cette liberté doit s'accompagner de bonnes habitudes : un cadre clair, des pauses régulières et un poste ergonomique.

Les avantages du télétravail
– Éviter les trajets fatigants, surtout lors des matins raides ou des périodes de poussée.
– Adapter son rythme : commencer plus tard, fractionner les tâches, alterner repos et activité.
– Créer un environnement calme et confortable, sans contraintes extérieures.
– Gérer la température, la lumière et le bruit selon ses besoins.

Aménager un espace de travail ergonomique à domicile
– Choisir une **chaise stable et réglable**, soutenant le dos et les bras.
– Placer l'écran à **hauteur des yeux**, le clavier et la souris à portée naturelle.
– Installer un **repose-pieds** pour éviter la tension dans les genoux.
– Éviter de travailler depuis le lit ou le canapé, qui accentuent les mauvaises postures.

Les pauses, un traitement à part entière
Dans la polyarthrite, le corps n'aime pas l'immobilité. Les pauses sont donc thérapeutiques : elles réhydratent, relâchent et redonnent de la souplesse.
– Se lever toutes les **30 à 45 minutes**, même pour quelques pas ou étirements simples.
– Alterner les positions : assis, debout, allongé quelques minutes si nécessaire.
– Profiter des pauses pour pratiquer des **respirations profondes** ou de courtes **mobilisations articulaires** (rotation des poignets, cercles des épaules, flexion douce des genoux).
– Boire un verre d'eau à chaque pause : hydrater, c'est lubrifier les articulations.

Gérer son énergie dans la journée
– Identifier les moments où la concentration est meilleure (souvent le matin) et y placer les tâches importantes.
– Réserver les heures de fatigue aux activités calmes : mails, lecture, organisation.
– Accepter de ralentir les jours de poussée sans culpabilité : la productivité se mesure sur la durée, pas sur une journée.

Maintenir le lien professionnel
Le télétravail ne doit pas isoler. Communiquer régulièrement avec ses collègues et son

supérieur permet d'éviter le sentiment de mise à l'écart. Prévenir en cas de difficultés permet d'ajuster les attentes avant que la fatigue ne s'installe.

Le télétravail, bien organisé, devient un équilibre entre efficacité et respect du corps. Les pauses, elles, ne sont pas des interruptions, mais des **moments de soin** : elles redonnent du souffle, du confort et de la présence. Dans la polyarthrite, c'est souvent là que se joue la vraie performance — celle qui dure dans le temps.

18.4 Gestion du stress professionnel

Le stress professionnel est un facteur aggravant bien connu dans la polyarthrite rhumatoïde. Il intensifie les tensions musculaires, perturbe le sommeil et entretient l'inflammation. Mais il ne s'agit pas d'éliminer tout stress — ce serait impossible —, plutôt d'apprendre à **le gérer intelligemment**, pour que l'esprit reste clair et le corps, plus serein.

Reconnaître ses signes d'alerte
Avant d'épuiser le corps, le stress envoie toujours des signaux : douleurs qui s'intensifient sans raison, fatigue disproportionnée, sommeil léger, palpitations, irritabilité, ou perte de concentration. Les repérer tôt permet d'agir avant la saturation.

Adapter son environnement de travail
– Organiser ses tâches selon les priorités, en distinguant l'urgent de l'important.
– Fractionner les grandes missions en étapes plus courtes et gratifiantes.
– Prévoir des temps de pause réguliers pour respirer, bouger et relâcher la tension.
– Maintenir une communication fluide avec les collègues et la hiérarchie : exprimer ses besoins et limites évite la frustration.
– Créer un espace de travail apaisant : lumière naturelle, musique douce, une plante, un siège confortable.

Apprendre à relâcher la pression
– Pratiquer la **respiration consciente** : inspirer profondément 4 secondes, expirer lentement 6 secondes. Ce rythme réduit instantanément la tension nerveuse.
– Faire quelques étirements de la nuque et des épaules pendant les temps morts.
– Utiliser la **marche, la méditation, la sophrologie ou la cohérence cardiaque** pour calmer le mental en fin de journée.
– Laisser le travail au travail : déconnecter le soir et éviter les écrans juste avant le coucher.

Redéfinir la performance
Dans la polyarthrite, la performance ne se mesure pas à la vitesse, mais à la **stabilité dans le temps**. Mieux vaut travailler deux heures concentré et calme que huit heures sous tension. La qualité prime sur la quantité. S'accorder du temps, c'est préserver sa santé à long terme.

Créer une routine d'équilibre
Un repas équilibré, quelques respirations profondes, une pause musique ou un sourire échangé : ces micro-gestes réparent le mental. Ils rappellent que le travail n'est qu'une partie de la vie, pas son centre.

Le stress professionnel ne disparaît jamais complètement, mais il devient gérable dès qu'on cesse de le subir. En apprenant à écouter les signaux du corps, on transforme la pression en mouvement, et l'obligation en choix. Le vrai succès, dans la polyarthrite comme dans la vie, c'est d'arriver à la fin de la journée fatigué — mais serein.

18.5 Fatigue et performance

Dans la polyarthrite rhumatoïde, la fatigue n'est pas une simple baisse d'énergie : c'est une **fatigue inflammatoire**, profonde, qui touche à la fois le corps et l'esprit. Elle n'est pas toujours proportionnelle à l'effort fourni, et c'est souvent ce qui la rend difficile à comprendre — pour soi comme pour les autres. Pourtant, accepter et gérer cette fatigue est essentiel pour préserver la performance et éviter l'épuisement.

Comprendre la fatigue pour mieux la respecter
La fatigue liée à l'inflammation est un signal de protection. Elle indique que le corps consomme beaucoup d'énergie pour se défendre. L'ignorer, c'est risquer d'aggraver les douleurs ou de déclencher une poussée. L'écouter, c'est faire preuve d'intelligence corporelle. La performance, dans ce contexte, ne consiste plus à en faire toujours plus, mais à **ajuster**.

Adapter sa performance au rythme de la maladie
– Identifier les moments de la journée où l'énergie est la plus stable (souvent le matin) et y concentrer les tâches exigeantes.
– Fractionner les activités : mieux vaut 3 périodes de 30 minutes bien investies qu'un long bloc d'effort épuisant.
– Alterner les postures et les types de travail (intellectuel, manuel, créatif) pour éviter les sursollicitations.
– Accepter que certains jours seront moins productifs et ne pas s'en culpabiliser.

Stratégies pour préserver l'énergie
– Prévoir des **micro-pauses** de 5 à 10 minutes toutes les heures : respirer, s'étirer, boire de l'eau, bouger légèrement.
– Dormir suffisamment : un corps qui récupère bien travaille mieux.
– Maintenir une **activité physique douce** : paradoxalement, le mouvement régulier réduit la fatigue chronique.
– Manger à heures fixes, éviter les sucres rapides qui provoquent des "coups de pompe".
– Se ménager des moments de plaisir : un esprit apaisé consomme moins d'énergie nerveuse.

Redéfinir la performance
La performance, ce n'est pas d'enchaîner les journées sans pause, c'est de **durer dans le temps** sans s'abîmer. C'est savoir équilibrer activité et repos, ambition et respect de soi. La vraie réussite est celle qui s'inscrit dans la continuité, pas dans la résistance.

Le rôle du kinésithérapeute et de l'équipe médicale
Ils peuvent aider à définir les limites physiques, à proposer des exercices adaptés, à ajuster les temps de récupération et à prévenir la décompensation. Une performance intelligente est une performance accompagnée.

Dans la polyarthrite, il ne s'agit pas de "faire comme avant", mais de faire **autrement**, plus consciemment, plus finement. La fatigue n'est pas une ennemie, mais une messagère. L'écouter, c'est préserver sa force, sa lucidité et sa liberté d'agir — jour après jour, à son propre rythme.

18.6 Activités sociales adaptées

Les activités sociales jouent un rôle vital dans l'équilibre émotionnel et psychologique des personnes atteintes de polyarthrite rhumatoïde. Elles maintiennent le lien, stimulent le moral et rappellent que la vie ne se résume pas aux soins ni à la douleur. Le secret n'est pas d'en faire beaucoup, mais de choisir des **activités adaptées**, compatibles avec le rythme et les besoins du corps.

Pourquoi continuer à sortir et à voir du monde
L'isolement aggrave la fatigue et la douleur. La sociabilité, au contraire, libère des endorphines, ces hormones du bien-être qui apaisent la douleur et améliorent la qualité du sommeil. Participer à des activités sociales, même légères, redonne le sentiment d'appartenance, d'utilité et de normalité.

Adapter les sorties à son énergie
– Privilégier les moments calmes de la journée, souvent le milieu de matinée ou la fin d'après-midi.
– Choisir des activités qui ne nécessitent pas d'efforts prolongés ni de déplacements fatigants.
– Prévoir des pauses : s'asseoir, boire, respirer, sans se sentir obligé de "tenir le rythme des autres".
– Apprendre à dire non sans culpabilité : refuser une sortie n'est pas refuser les gens, c'est respecter son corps.

Exemples d'activités sociales adaptées
– Un café ou un brunch tranquille entre amis plutôt qu'une soirée bruyante et tardive.
– Une promenade dans un parc, avec des pauses régulières et un banc à portée de main.
– Des ateliers créatifs, de lecture, de musique ou de cuisine partagée.
– Des séances de yoga doux, de méditation ou de sophrologie en petit groupe.

– Des actions associatives ou bénévoles légères, pour garder un sentiment d'utilité sociale.

Le rôle de l'entourage
Les proches doivent comprendre que le plaisir de sortir ne dépend pas de la durée ni de l'intensité de l'activité, mais de la qualité du moment. Un regard attentif, un rythme adapté et un peu de patience suffisent à rendre la sortie agréable pour tous.

Trouver le bon équilibre
Il ne s'agit pas de forcer la sociabilité, mais de la préserver. Les jours de fatigue, une simple conversation téléphonique ou une visioconférence peuvent remplacer une sortie. L'essentiel est de garder le contact, de ne pas laisser la maladie créer un mur entre soi et les autres.

Les activités sociales adaptées, ce sont des bulles d'air dans le quotidien de la polyarthrite. Elles entretiennent la joie, rappellent la légèreté et nourrissent la confiance en soi. Parce qu'au fond, le mouvement ne se fait pas qu'avec les muscles — il se fait aussi avec le cœur.

18.7 Engagement associatif

S'impliquer dans une association, c'est transformer son expérience de la polyarthrite rhumatoïde en une force collective. L'engagement associatif permet de passer du rôle de patient à celui d'acteur — d'utiliser son vécu non plus comme un fardeau, mais comme un levier pour aider, informer, inspirer et faire avancer les choses.

Pourquoi s'engager
La maladie, surtout lorsqu'elle est chronique, peut donner l'impression d'être isolé, de subir. Participer à la vie associative redonne du sens : on met des mots sur son parcours, on partage son savoir, on contribue à une cause qui dépasse son propre cas. Cet engagement apporte autant sur le plan psychologique que social : estime de soi renforcée, sentiment d'utilité, lien humain et espoir renouvelé.

Différentes formes d'engagement
– **Témoigner** : partager son histoire dans une réunion, une publication ou une campagne de sensibilisation. Ces récits réels rassurent les nouveaux diagnostiqués.
– **Accompagner** : devenir pair-aidant, c'est-à-dire une personne ressource pour d'autres patients, en apportant écoute, expérience et bienveillance.
– **Informer** : participer à des actions de prévention, des stands santé, des conférences, ou des projets éducatifs.
– **Agir en coulisses** : aide administrative, communication, logistique — chaque compétence est utile.
– **Militer** : rejoindre les actions collectives pour défendre les droits des patients, améliorer l'accès aux soins et la reconnaissance du handicap invisible.

Ce que l'engagement apporte
– Une énergie nouvelle : aider les autres détourne l'attention de la douleur et redonne une dynamique positive.
– Une compréhension plus fine de la maladie et des traitements.
– Le sentiment de ne plus être seul, mais partie d'une communauté solidaire.
– Une meilleure acceptation de son propre parcours.

Trouver la bonne structure
Des associations comme **l'ANDAR (Association Nationale de Défense contre l'Arthrite Rhumatoïde)** ou **France Assos Santé** offrent de nombreuses opportunités d'implication : actions locales, groupes de parole, événements de sensibilisation, projets de recherche participative. Il suffit parfois d'un message ou d'un appel pour commencer à s'impliquer.

Un acte d'équilibre et de partage
S'engager ne signifie pas s'épuiser : il faut choisir une implication adaptée à son énergie et à ses capacités. Même un petit geste, un témoignage ou une présence bienveillante, peut avoir un grand impact.

L'engagement associatif, c'est la preuve que la polyarthrite ne définit pas une personne — elle lui donne simplement un autre terrain d'action. En tendant la main à d'autres, on retrouve une force intérieure, celle qui transforme la maladie en mission, et la douleur en solidarité vivante.

18.8 Loisirs et créativité

Les loisirs et la créativité ne sont pas de simples distractions : ce sont de véritables outils thérapeutiques dans la polyarthrite rhumatoïde. Ils nourrissent le moral, stimulent le cerveau, et aident à rétablir le lien entre plaisir et mouvement. Créer, c'est prouver à soi-même que, malgré la douleur, le corps reste capable d'exprimer, de ressentir et de vivre pleinement.

Pourquoi la créativité fait du bien
La maladie tend à réduire l'espace du plaisir : chaque geste devient calculé, chaque mouvement surveillé. Les activités créatives redonnent de la liberté, permettent de se concentrer sur autre chose que la douleur et libèrent les tensions émotionnelles. Elles favorisent la production d'endorphines et de dopamine, hormones du bien-être et de la motivation.

Des loisirs adaptés à tous les niveaux d'énergie
– **Peinture, dessin, collage** : gestes souples, sans contrainte, qui stimulent l'imagination.
– **Écriture, journal intime ou poésie** : exprimer ce qu'on ressent, sans filtre, pour alléger le mental.
– **Musique** : écouter, chanter ou jouer d'un instrument à son rythme, excellent pour la

coordination et la respiration.
– **Photographie ou nature** : observer, capter la lumière, redécouvrir le monde à travers les petits détails.
– **Cuisine santé** : une forme de créativité utile, bonne pour le moral et le corps.
– **Artisanat doux** : tricot, crochet, modelage, création de bijoux — avec outils légers et pauses fréquentes.

Adapter sans renoncer
La clé, c'est l'adaptation. Si les mains sont douloureuses, utiliser des outils ergonomiques à manche large. Si la fatigue est présente, réduire le temps d'activité à quinze minutes par session. L'objectif n'est pas la performance, mais la détente.

Les bienfaits psychologiques
– Concentration accrue, qui détourne l'attention de la douleur.
– Sentiment d'accomplissement et de valorisation personnelle.
– Diminution du stress, meilleure qualité du sommeil.
– Redécouverte de l'identité au-delà de la maladie.

Le partage, prolongement naturel de la création
Montrer une peinture, écrire un texte, offrir un objet fabriqué : ces gestes renforcent le lien social et la confiance en soi. La créativité devient alors un langage universel, plus fort que la fatigue ou la douleur.

Cultiver sa créativité, c'est s'offrir une respiration intérieure. C'est rappeler au corps qu'il ne sert pas qu'à supporter la maladie, mais aussi à **vivre, ressentir et créer**. Et chaque fois qu'on crée, on réécrit un peu son histoire : non pas celle d'une maladie, mais celle d'une personne qui continue, malgré tout, à inventer du beau.

18.9 Vacances et déplacements

Voyager ou simplement partir quelques jours hors de chez soi reste possible avec une polyarthrite rhumatoïde, à condition de bien se préparer. Les vacances, ce n'est pas fuir la maladie, c'est lui offrir un autre décor : un lieu où le corps respire, où le mental se relâche, et où la routine du soin devient plus légère.

Préparer sans stress
Le secret d'un voyage réussi, c'est l'anticipation. Tout se joue avant le départ.
– Choisir une destination **calme et accessible**, avec un climat doux (éviter les extrêmes de froid ou d'humidité).
– Préférer les **hébergements confortables**, sans escaliers trop raides ni lits trop bas.
– Prévoir des **temps de repos** dans le programme : ne pas chercher à "tout faire", mais savourer chaque instant.
– Faire une **check-list médicale** : traitements, ordonnance, carte vitale, documents MDPH si besoin.

– Informer son médecin et demander, si nécessaire, une prescription pour le transport ou une assurance adaptée.

En voyage
– Porter des vêtements amples, confortables et faciles à enfiler.
– Pendant les trajets longs, bouger régulièrement : étirer les jambes, marcher quelques minutes, s'hydrater souvent.
– En voiture : s'arrêter toutes les deux heures pour se dégourdir.
– En avion : demander, si besoin, une place avec plus d'espace pour les jambes.
– Ne pas hésiter à utiliser une **attelle de soutien** ou un **coussin ergonomique** pour prévenir la raideur.

Adapter ses activités sur place
Les vacances ne sont pas une performance touristique, mais une parenthèse de bien-être.
– Privilégier les balades douces, les baignades, la marche sur terrain plat ou les activités aquatiques.
– Éviter les journées surchargées et les efforts sous la chaleur.
– Respecter les signaux du corps : si la fatigue arrive, on s'arrête, on s'étire, on respire.
– Garder une **routine minimale** de soin : hydratation, médicaments, mobilisations légères.

Petites astuces bien-être
– Glisser un mini pack froid, un coussin chauffant ou une crème apaisante dans la valise.
– Utiliser les vacances pour pratiquer la respiration, la méditation ou le yoga doux.
– S'autoriser le plaisir sans culpabilité : une sieste, un repas gourmand, un lever de soleil.

Voyager avec la maladie, c'est voyager autrement.
Ce n'est pas fuir le quotidien, c'est apprendre à le vivre ailleurs, avec plus de lenteur et de conscience. Le corps peut être fragile, mais l'esprit, lui, reste libre. Et chaque déplacement, qu'il soit de dix kilomètres ou de mille, devient une victoire : celle d'un mouvement choisi, non subi.

Les vacances rappellent une vérité simple — la maladie peut ralentir, mais elle n'empêche pas d'exister pleinement. Il suffit d'un peu de préparation, de bienveillance et de souplesse… dans les articulations comme dans le programme.

18.10 Maintenir le lien social

Maintenir le lien social est une véritable thérapie pour l'esprit — et, par ricochet, pour le corps. Dans la polyarthrite rhumatoïde, le risque d'isolement est réel : la fatigue, la douleur, les traitements, ou encore la peur de déranger poussent parfois à se replier sur soi. Pourtant, les relations humaines sont un remède puissant contre la douleur morale, la lassitude et même l'inflammation. Le lien social, c'est l'antidote de la solitude et du découragement.

Pourquoi le lien social est vital

Les échanges, même simples, stimulent la production d'endorphines et d'ocytocine, hormones du bien-être. Elles réduisent la perception de la douleur, améliorent le sommeil et renforcent la motivation. Parler, rire, partager un repas ou un souvenir, c'est déjà faire circuler de l'énergie positive dans tout le corps.

Préserver les relations malgré la maladie

– Oser dire quand ça ne va pas, plutôt que s'éloigner en silence. Les vrais amis préfèrent la sincérité à la disparition.
– Expliquer les limites sans se justifier : "Je t'apprécie, mais aujourd'hui je suis fatigué, on se voit demain."
– Accepter les invitations, même pour peu de temps — un café, une promenade courte, un appel vidéo.
– Utiliser les technologies : appels visio, messages vocaux, réseaux sociaux — ils maintiennent le lien sans déplacement.
– Créer de nouveaux cercles : associations, clubs de lecture, activités adaptées.

Entretenir le lien avec bienveillance

Les proches ont parfois peur de mal faire ou ne savent pas comment aider. Les guider, avec douceur, permet de garder une relation fluide. Partager des moments calmes (regarder un film, cuisiner ensemble, écouter de la musique) est souvent plus précieux qu'un long discours.

Éviter l'isolement intérieur

L'isolement ne vient pas seulement de la distance physique, mais aussi du sentiment d'incompréhension. Se confier à des personnes qui vivent la même maladie — via des groupes de parole ou associations — aide à se sentir reconnu, compris, légitime.

Le lien social comme rééducation du moral

Chaque échange, chaque sourire, chaque rencontre agit comme un exercice invisible : on rééduque la joie, la confiance, la spontanéité. Et plus on entretient ce lien, plus le corps répond mieux.

Maintenir le lien social, c'est refuser que la maladie prenne toute la place. C'est rappeler que derrière la douleur, il y a une personne vivante, vibrante, curieuse, et profondément humaine. Une vie pleine ne se mesure pas en gestes parfaits, mais en liens sincères — ceux qui réchauffent le cœur et allègent les articulations.

Chapitre 19 : Prévention des complications

19.1 Surveillance du cœur

La polyarthrite rhumatoïde ne touche pas seulement les articulations : elle peut aussi, silencieusement, affecter le système cardiovasculaire. L'inflammation chronique agit sur les vaisseaux, le rythme cardiaque et le métabolisme, augmentant légèrement le risque de maladies cardiaques. D'où l'importance d'une **surveillance régulière du cœur**, même en l'absence de symptômes apparents. Prévenir, c'est protéger — et c'est souvent plus simple qu'on ne le pense.

Pourquoi le cœur est concerné
L'inflammation prolongée fragilise la paroi des artères et favorise l'athérosclérose (dépôts de graisses dans les artères). Elle peut aussi influencer la tension artérielle, le cholestérol, et même la fluidité du sang. À long terme, cela augmente le risque d'hypertension, d'infarctus ou d'insuffisance cardiaque, surtout si d'autres facteurs s'ajoutent : tabac, surpoids, stress, sédentarité.

Les bons réflexes de surveillance
– **Bilan cardiovasculaire annuel** : prise de tension, électrocardiogramme (ECG), analyse du cholestérol et des triglycérides.
– **Évaluation régulière du poids et du tour de taille** : la graisse abdominale entretient l'inflammation.
– **Surveillance du diabète** : les traitements corticoïdes prolongés peuvent influencer la glycémie.
– **Consultation cardiologique** en cas de palpitations, d'essoufflement ou de douleurs thoraciques inhabituelles.

Protéger son cœur au quotidien
– **Bouger chaque jour** : 20 à 30 minutes d'activité douce (marche, natation, étirements) stimulent la circulation sans fatiguer les articulations.
– **Manger anti-inflammatoire** : limiter les graisses saturées (charcuterie, fritures) et privilégier les oméga-3, les fruits, les légumes et les légumineuses.
– **Éviter le tabac et l'excès d'alcool**, qui amplifient les effets délétères de l'inflammation sur les artères.
– **Gérer le stress** : respiration, sophrologie, méditation ou musique — chaque méthode qui apaise le mental protège aussi le cœur.
– **Dormir suffisamment**, car le manque de sommeil augmente la tension et la fatigue cardiaque.

Le rôle du kinésithérapeute
Lors des séances, le kiné veille aussi au souffle, à la circulation et à la tolérance à l'effort. Une respiration fluide et un rythme de mouvement adapté aident à prévenir la surcharge cardiovasculaire.

La surveillance du cœur n'est pas une précaution supplémentaire, mais une continuité du soin. Prendre soin de ses articulations, c'est aussi prendre soin de son système circulatoire — car tout est lié. Un cœur apaisé bat mieux, respire mieux et soutient un corps plus libre.

19.2 Santé osseuse et ostéoporose

La santé osseuse est un enjeu majeur dans la polyarthrite rhumatoïde. L'inflammation chronique, la sédentarité et certains traitements (notamment les corticoïdes) fragilisent progressivement la densité des os. Ce phénomène peut conduire à une **ostéoporose**, c'est-à-dire une perte de solidité osseuse augmentant le risque de fracture. Pourtant, il est possible de protéger et de renforcer ses os avec des gestes simples, constants et efficaces.

Pourquoi les os s'affaiblissent
– L'inflammation persistante accélère la destruction osseuse.
– Les corticoïdes, bien qu'utiles, diminuent l'absorption du calcium et de la vitamine D.
– Le manque d'activité physique réduit la stimulation mécanique des os.
– Une alimentation pauvre en nutriments essentiels aggrave le processus.

Les signes d'alerte
L'ostéoporose est souvent silencieuse jusqu'à la fracture. D'où la nécessité d'une **surveillance préventive** :
– Réaliser une **densitométrie osseuse (DEXA)** tous les 2 à 3 ans, surtout après 50 ans ou en cas de traitement prolongé.
– Surveiller les **changements de posture**, la perte de taille ou les douleurs dorsales inhabituelles.

Les bons réflexes pour des os solides
– **Bouger tous les jours** : la marche, la montée d'escaliers, la gymnastique douce ou les exercices de port de charge légère stimulent naturellement la formation osseuse.
– **S'exposer au soleil** 10 à 15 minutes par jour pour activer la vitamine D naturelle.
– **Manger équilibré** :

- Apports en **calcium** : sardines, amandes, brocolis, chou kale, eaux minérales riches en calcium.
- Apports en **vitamine D** : poissons gras, œufs, champignons, lait végétal enrichi.
- Apports en **protéines** : légumineuses, tofu, œufs, volailles maigres.
  – **Limiter** : le tabac, l'alcool et les sodas, qui accélèrent la déminéralisation.
  – **Éviter les chutes** : environnement sécurisé, semelles antidérapantes, lumière suffisante.

Aides médicales
En cas de risque élevé, le médecin peut prescrire des traitements spécifiques

(bisphosphonates, vitamine D et calcium en complément). Une surveillance biologique permet de vérifier leur efficacité et la tolérance.

Le rôle du kinésithérapeute
Le kiné travaille sur la posture, l'équilibre et la force musculaire, trois piliers de la prévention des fractures. Les exercices de stabilisation et de proprioception permettent de réduire le risque de chute et de renforcer la densité osseuse.

Préserver la santé des os, c'est investir dans la mobilité de demain. Chaque pas, chaque mouvement doux, chaque rayon de soleil devient une dose naturelle de prévention. Dans la polyarthrite, le corps a besoin de douceur, mais aussi de solidité — celle qu'on entretient jour après jour, à petits gestes constants.

19.3 Santé bucco-dentaire

La santé bucco-dentaire est souvent sous-estimée dans la polyarthrite rhumatoïde, alors qu'elle joue un rôle clé dans la prévention des complications inflammatoires. Les gencives et les articulations partagent un point commun : elles sont sensibles à l'inflammation chronique. Une bouche saine, c'est donc aussi un corps apaisé.

Pourquoi c'est important
L'inflammation des gencives (gingivite ou parodontite) peut aggraver la polyarthrite rhumatoïde, car les bactéries buccales libèrent des substances qui stimulent le système immunitaire. Plusieurs études ont montré un lien direct entre les maladies parodontales et les poussées articulaires. À l'inverse, une bonne hygiène bucco-dentaire contribue à réduire l'inflammation générale.

Les effets secondaires des traitements
Certains médicaments (méthotrexate, corticoïdes, biothérapies) peuvent provoquer :
– Une sécheresse buccale (xérostomie), qui favorise les caries et les infections.
– Une fragilité gingivale ou des aphtes.
– Une baisse de la défense immunitaire locale, augmentant le risque d'inflammation.

Les bons réflexes à adopter
– **Brossage doux et régulier** : deux fois par jour avec une brosse à poils souples et un dentifrice fluoré. En cas de douleurs aux mains, utiliser une **brosse à manche élargi ou électrique**.
– **Bain de bouche sans alcool** pour limiter les irritations.
– **Hydratation fréquente** : boire de l'eau, sucer des glaçons ou mâcher des gommes sans sucre pour stimuler la salivation.
– **Contrôle dentaire tous les 6 mois** : le dentiste peut dépister une inflammation silencieuse et adapter les soins selon les traitements.
– **Informer le dentiste** des traitements en cours, surtout avant une extraction ou une intervention invasive.

Prévention naturelle
– Consommer des aliments riches en vitamine C (kiwi, agrumes, poivrons) pour renforcer les gencives.
– Éviter le tabac, principal facteur aggravant des maladies parodontales.
– Limiter le sucre raffiné et les boissons acides.

Le rôle du kinésithérapeute et du patient
Une bouche douloureuse ou une mâchoire raide peut modifier la posture et l'équilibre global du visage. Des exercices doux de mobilisation mandibulaire (ouvrir, refermer, relâcher la mâchoire) peuvent détendre la zone et prévenir les tensions cervicales associées.

La santé bucco-dentaire fait partie intégrante du soin global. Prendre soin de sa bouche, c'est alléger la charge inflammatoire du corps tout entier. Un sourire en bonne santé n'est pas seulement esthétique — c'est un signe de vitalité, d'équilibre et de confiance retrouvée.

19.4 Effets secondaires médicamenteux

Les traitements médicamenteux de la polyarthrite rhumatoïde sont indispensables pour contrôler l'inflammation, calmer la douleur et freiner la progression de la maladie. Mais comme tout traitement au long cours, ils peuvent entraîner des effets secondaires qu'il est essentiel de connaître, de surveiller et de signaler sans inquiétude. L'objectif n'est pas d'avoir peur des médicaments, mais de **les apprivoiser avec vigilance**.

1. Les anti-inflammatoires non stéroïdiens (AINS)
Ils soulagent rapidement la douleur et la raideur, mais peuvent irriter l'estomac et augmenter la tension artérielle.
– **Effets possibles** : brûlures gastriques, reflux, ballonnements, fatigue digestive.
– **Prévention** : ne jamais les prendre à jeun, les associer à un protecteur gastrique si besoin, limiter la durée du traitement.

2. Les corticoïdes
Puissants anti-inflammatoires, ils agissent vite, mais leur utilisation prolongée demande une surveillance.
– **Effets possibles** : prise de poids, gonflement du visage, insomnie, fragilisation des os, élévation de la glycémie ou de la tension artérielle.
– **Prévention** : réduire les doses progressivement, ne jamais arrêter brutalement, adopter une alimentation pauvre en sel et riche en calcium, pratiquer une activité physique douce.

3. Les traitements de fond (DMARDs)
Ils modifient l'évolution de la maladie en agissant sur le système immunitaire.
– **Méthotrexate** : peut provoquer fatigue, nausées, troubles digestifs, ou fragilité hépatique.

– **Léflunomide, sulfasalazine, hydroxychloroquine** : parfois troubles cutanés, digestifs ou visuels.
– **Prévention** : bilans sanguins réguliers (foie, reins, numération), bonne hydratation, éviter l'alcool, signaler toute fatigue inhabituelle ou essoufflement.

4. Les biothérapies et traitements ciblés
Ces médicaments innovants bloquent spécifiquement certaines molécules inflammatoires.
– **Effets possibles** : risque accru d'infections (angines, bronchites, zona), réactions au point d'injection.
– **Prévention** : bien respecter les rendez-vous médicaux, signaler toute fièvre, toux ou plaie qui ne guérit pas.

5. Les interactions médicamenteuses
Les traitements de la polyarthrite peuvent interagir avec d'autres médicaments, compléments ou plantes.
– **Exemples** : millepertuis, ginkgo biloba, curcuma concentré en gélules peuvent modifier l'action des traitements.
– **Conseil** : toujours prévenir le médecin ou le pharmacien avant d'ajouter un produit naturel ou un complément alimentaire.

6. Les contrôles réguliers
Des **bilan sanguins mensuels** au début, puis trimestriels, permettent de détecter tôt tout effet indésirable. Ces contrôles sont la clé d'une sécurité maximale sans altérer l'efficacité du traitement.

7. Attitude à adopter
Ne jamais arrêter un traitement de soi-même, même en cas d'effets secondaires. En parler au médecin permet souvent d'ajuster la dose ou de trouver une alternative. Mieux vaut adapter que renoncer.

Les médicaments sont des partenaires, pas des ennemis. Bien utilisés, surveillés et accompagnés d'une hygiène de vie équilibrée, ils permettent de vivre avec la maladie sans s'y soumettre. La confiance, la communication et la vigilance forment le trio gagnant d'un traitement bien toléré — et d'un corps mieux protégé.

19.5 Suivi ophtalmologique

Le suivi ophtalmologique est une étape souvent négligée, mais essentielle dans la polyarthrite rhumatoïde. Les yeux, comme les articulations, peuvent être touchés par l'inflammation ou par certains traitements. Surveiller sa vision régulièrement permet de prévenir les complications silencieuses et de préserver le confort visuel, indispensable à la qualité de vie.

Pourquoi les yeux peuvent être concernés
– La polyarthrite est une maladie systémique : elle peut provoquer des inflammations oculaires, notamment une **kératoconjonctivite sèche** (sécheresse des yeux), une **sclérite** (inflammation de la sclérotique) ou, plus rarement, une **uvéite**.
– Certains traitements de fond, comme l'**hydroxychloroquine (Plaquenil®)**, nécessitent une surveillance oculaire stricte pour prévenir une atteinte de la rétine en cas d'usage prolongé.

Les symptômes à ne jamais ignorer
– Sensation de sable ou de brûlure dans les yeux.
– Vision floue, baisse de l'acuité visuelle, halos lumineux.
– Rougeur persistante, larmoiement excessif ou sécheresse.
– Douleur oculaire, gêne à la lumière (photophobie).

La prévention, geste simple mais vital
– **Consultation ophtalmologique annuelle** minimum, même sans symptôme, et tous les 6 mois si traitement par hydroxychloroquine.
– **Test de la vision et du champ visuel**, **examen du fond d'œil** et **imagerie rétinienne (OCT)** si nécessaire.
– En cas de sécheresse oculaire, utiliser des **larmes artificielles sans conservateurs** plusieurs fois par jour.
– Éviter la fumée, le vent direct ou les écrans prolongés sans pauses.
– Hydrater suffisamment le corps, car la déshydratation aggrave la sécheresse oculaire.

Rôle du patient et de l'équipe médicale
– Prévenir immédiatement le médecin traitant ou le rhumatologue en cas de modification visuelle.
– Mentionner les traitements en cours à chaque consultation ophtalmologique.
– Le kinésithérapeute peut également rappeler les signes à surveiller, notamment en cas de fatigue oculaire liée à la posture ou à l'utilisation d'écrans.

Les yeux sont une extension du système nerveux : leur santé influence la concentration, l'équilibre et la détente globale. Prendre soin de sa vue, c'est aussi prendre soin de son confort et de sa sécurité. Un suivi régulier, des gestes simples et une vigilance constante permettent de garder un regard clair — sur le monde, et sur sa santé.

19.6 Suivi sanguin

Le suivi sanguin est un pilier de la prise en charge de la polyarthrite rhumatoïde. Il permet de surveiller à la fois **l'activité de la maladie**, les **effets des traitements** et l'**état général** de l'organisme. C'est un outil de prévention et d'ajustement indispensable : il aide à détecter les déséquilibres avant qu'ils ne deviennent des complications.

Pourquoi il est essentiel
La polyarthrite est une maladie inflammatoire systémique : elle modifie certains

paramètres du sang, notamment pendant les poussées. De plus, les traitements (méthotrexate, biothérapies, corticoïdes, AINS) peuvent influencer le foie, les reins, la moelle osseuse ou l'immunité. Le suivi sanguin permet donc de vérifier que le corps supporte bien les médicaments tout en gardant la maladie sous contrôle.

Les examens de base à surveiller régulièrement
– **VS (vitesse de sédimentation)** et **CRP (protéine C réactive)** : indicateurs directs de l'inflammation. Leur augmentation signale souvent une poussée, leur normalisation indique une stabilisation.
– **Numération formule sanguine (NFS)** : détecte une anémie (fréquente dans la PR), une baisse des globules blancs (risque infectieux) ou des plaquettes.
– **Bilan hépatique (ASAT, ALAT)** : contrôle du foie, surtout sous méthotrexate ou léflunomide.
– **Bilan rénal (créatinine, urée)** : indispensable sous anti-inflammatoires ou biothérapies.
– **Ionogramme sanguin** : vérifie l'équilibre électrolytique, souvent perturbé par certains traitements.
– **Bilan lipidique et glycémie** : surveille les effets secondaires à long terme des corticoïdes.

Fréquence des contrôles
– **Tous les mois** au début d'un traitement de fond, jusqu'à stabilisation.
– Puis **tous les 2 à 3 mois** selon la tolérance et l'évolution.
– Bilan complet **au moins deux fois par an** pour les patients sous biothérapie.

Les bons réflexes
– Réaliser toujours les analyses avant les consultations de suivi, pour permettre au médecin d'ajuster le traitement.
– Noter les résultats dans un carnet ou les conserver dans un dossier numérique.
– Signaler tout symptôme inhabituel entre deux bilans (fatigue intense, fièvre, ecchymoses, essoufflement).
– Éviter l'automédication ou les compléments sans avis médical : certains peuvent fausser les résultats.

Le rôle du patient
Un patient qui comprend ses bilans devient acteur de sa santé. Apprendre à lire les grandes lignes (CRP, NFS, enzymes hépatiques) permet de suivre sa propre évolution et de mieux dialoguer avec le médecin.

Le suivi sanguin, c'est un peu comme un tableau de bord : il ne prévient pas les secousses, mais il permet de garder la bonne direction. Grâce à lui, les traitements deviennent plus sûrs, plus précis et plus efficaces. C'est la boussole biologique du corps — silencieuse, mais essentielle.

19.7 Prévention des chutes

La prévention des chutes est un enjeu essentiel dans la polyarthrite rhumatoïde. Les articulations fragilisées, la perte d'équilibre liée à la douleur ou à la fatigue, et parfois les effets secondaires des traitements augmentent le risque de chute. Une seule perte d'équilibre peut avoir des conséquences sérieuses : fracture, perte de confiance, peur de bouger. Heureusement, avec quelques ajustements, on peut rendre chaque mouvement plus sûr et garder une marche stable et confiante.

Pourquoi le risque est plus élevé
– Les articulations des genoux, des chevilles ou des hanches peuvent perdre en stabilité.
– La douleur modifie la posture et la démarche.
– La fatigue réduit la vigilance et la réactivité.
– L'ostéoporose, fréquente dans la PR, rend les os plus fragiles en cas de chute.
– Certains médicaments (corticoïdes, somnifères, antalgiques forts) peuvent provoquer des étourdissements.

Les gestes de prévention à la maison
– Supprimer les obstacles : tapis glissants, fils électriques au sol, meubles trop bas.
– Installer un bon éclairage, surtout la nuit, pour éviter les zones d'ombre.
– Ranger les objets du quotidien à hauteur de main : éviter de se pencher ou de grimper sur une chaise.
– Utiliser des **chaussures fermées et antidérapantes** avec un bon maintien du talon.
– Prévoir des **barres d'appui** dans la salle de bain et près des escaliers.
– Éviter les sols mouillés ou cirés, particulièrement dangereux.

Renforcer la stabilité physique
– Pratiquer des exercices d'équilibre (sur un pied, sur coussin souple) encadrés par le kinésithérapeute.
– Faire travailler les muscles stabilisateurs : fessiers, cuisses, mollets et abdominaux.
– Maintenir une activité régulière : la marche lente, le Qi Gong, le yoga doux améliorent la proprioception.
– Utiliser des aides techniques (canne, rollator, orthèse) sans honte : elles préviennent les chutes et augmentent la confiance.

Prévenir la peur de tomber
La peur est souvent pire que la chute elle-même : elle provoque une raideur qui déséquilibre davantage. Le kinésithérapeute aide à restaurer la confiance par des exercices progressifs et des mises en situation contrôlées.

En cas de chute
Si une chute survient, il faut évaluer calmement : douleur, perte de mobilité, blessure visible. En cas de doute, consulter immédiatement pour écarter une fracture, surtout en présence d'ostéoporose.

La prévention des chutes, c'est avant tout une **prévention du repli sur soi**. Chaque geste sécurisé redonne de l'assurance. Le corps retrouve confiance, le mouvement redevient naturel, et la peur recule. Parce qu'un pas stable, même lent, reste toujours un pas vers la liberté.

19.8 Gestion du poids

La gestion du poids joue un rôle clé dans la polyarthrite rhumatoïde. Un poids équilibré, c'est moins de pression sur les articulations, une meilleure mobilité et une inflammation plus facile à contrôler. À l'inverse, le surpoids amplifie la douleur, fatigue les muscles et complique les traitements. L'objectif n'est pas la minceur, mais la **légèreté fonctionnelle** : retrouver un poids où le corps respire, bouge et récupère mieux.

Pourquoi le poids influence la maladie
– Chaque kilo supplémentaire exerce une pression considérable sur les genoux, les hanches et les chevilles.
– Le tissu graisseux produit des cytokines pro-inflammatoires, les mêmes substances qui entretiennent la polyarthrite.
– Le surpoids réduit l'efficacité de certains traitements et augmente le risque de diabète ou d'hypertension.
– À l'inverse, une perte de poids excessive (souvent liée à la fatigue ou à la perte d'appétit) peut fragiliser les muscles et les os.

Les principes d'un équilibre durable
– **Manger varié et coloré** : chaque repas devrait contenir une source de protéines (poisson, légumineuses, œufs), des légumes riches en fibres et des graisses de qualité (huile d'olive, noix, avocat).
– **Limiter les sucres raffinés et les aliments ultra-transformés** qui entretiennent l'inflammation.
– **Réduire le sel** pour éviter la rétention d'eau, fréquente sous corticoïdes.
– **Boire beaucoup d'eau** pour soutenir les reins et le métabolisme.
– **Surveiller la satiété** : manger lentement, écouter le corps et s'arrêter dès que la faim disparaît.

L'activité physique comme alliée
L'exercice n'est pas un effort, mais une clé de régulation. Il stimule le métabolisme, renforce les muscles et soutient la digestion.
– Marches courtes mais régulières.
– Séances de kinésithérapie ou d'exercices doux à la maison.
– Activités aquatiques : l'eau porte le corps et soulage les articulations.
– Étirements, respiration et relaxation pour calmer les fringales liées au stress.

Le rôle du professionnel de santé
Le kinésithérapeute, le médecin ou la diététicienne peuvent aider à construire un

programme adapté, sans privation ni culpabilité. Ils évaluent les besoins réels du corps et fixent des objectifs réalistes.

Quelques astuces simples
– Privilégier les repas faits maison, riches en produits frais.
– Préparer les portions à l'avance pour éviter le grignotage.
– Ne pas sauter de repas : cela dérègle la glycémie et favorise le stockage.
– Dormir suffisamment : le manque de sommeil stimule l'appétit et ralentit le métabolisme.

Gérer son poids, c'est offrir de la douceur à ses articulations et de la force à son corps. Chaque kilo perdu ou stabilisé se traduit par plus d'aisance dans le mouvement et moins de douleur au quotidien. Ce n'est pas une contrainte esthétique, mais un acte thérapeutique et bienveillant : **alléger le corps pour alléger la vie.**

19.9 Sommeil réparateur

Le sommeil est une thérapie naturelle, gratuite et pourtant trop souvent négligée. Dans la polyarthrite rhumatoïde, il est aussi important que les médicaments : c'est pendant la nuit que le corps répare les tissus, régule l'inflammation et recharge le mental. Mal dormir, c'est entretenir la douleur ; bien dormir, c'est redonner au corps la capacité de se régénérer.

Pourquoi le sommeil est si vital
Pendant le repos, le système immunitaire se met en mode réparation. Si le sommeil est fragmenté, trop court ou de mauvaise qualité, l'organisme reste en état d'alerte inflammatoire. Résultat : la douleur paraît plus intense, la fatigue s'accumule, l'humeur s'assombrit. Certaines études montrent même que quelques nuits écourtées suffisent à augmenter les marqueurs inflammatoires dans le sang.

Les causes fréquentes de mauvais sommeil
– Douleurs nocturnes ou raideurs articulaires.
– Effets secondaires des médicaments (notamment les corticoïdes pris trop tard).
– Anxiété, stress ou pensées répétitives.
– Position inconfortable, literie inadéquate ou chambre mal aérée.

Les bonnes pratiques pour un sommeil réparateur
– **Ritualiser le coucher** : se coucher à heures régulières, dans une ambiance calme et tamisée.
– **Éviter les écrans** une heure avant de dormir : la lumière bleue perturbe la mélatonine.
– **Limiter le café, le thé et l'alcool** l'après-midi et le soir.
– **Faire de la place au mouvement doux** avant le coucher : quelques étirements, une respiration lente ou une relaxation musculaire progressive.
– **Prendre les médicaments le matin** si possible, pour éviter les effets d'excitation

nocturne des corticoïdes.
– **Soigner la literie** : matelas ferme mais confortable, oreiller ergonomique, linge léger et respirant.

Petits gestes qui changent tout
– Appliquer une **chaleur douce** sur les articulations douloureuses avant de dormir (bouillotte, coussin chauffant).
– Prendre une **tisane relaxante** (mélisse, camomille, tilleul, verveine).
– Mettre un peu d'**huile essentielle de lavande** sur l'oreiller pour apaiser le système nerveux.
– Pratiquer la **respiration 4-6** (inspirer 4 secondes, expirer 6 secondes) pour ralentir le rythme cardiaque et favoriser l'endormissement.

Quand le sommeil reste difficile
Si malgré tout la fatigue persiste, en parler au médecin : un trouble du sommeil (apnée, anxiété nocturne, dépression) peut être sous-jacent et nécessiter un accompagnement. Une consultation en sophrologie ou en hypnose peut aussi aider à apaiser le mental et rééduquer le sommeil.

Bien dormir, ce n'est pas un luxe, c'est un traitement. Le sommeil réparateur agit comme un baume sur le corps et sur l'esprit : il calme, régule, renforce. Et chaque matin où l'on se réveille un peu plus détendu, c'est une victoire invisible — mais essentielle — contre la douleur et la fatigue.

19.10 Suivi médical global

Le suivi médical global est la clé d'une prise en charge efficace et harmonieuse de la polyarthrite rhumatoïde. La maladie étant systémique — c'est-à-dire qu'elle peut toucher plusieurs organes et fonctions —, elle nécessite une coordination régulière entre différents professionnels de santé. C'est cette **surveillance d'ensemble**, bien organisée et continue, qui permet de vivre avec la maladie sans en être prisonnier.

Le trio de base : médecin, rhumatologue, kinésithérapeute
– Le **rhumatologue** reste le chef d'orchestre du traitement. Il ajuste les médicaments, évalue l'évolution et repère les poussées avant qu'elles ne s'aggravent.
– Le **médecin traitant** coordonne le suivi général : bilans, vaccins, prévention cardiovasculaire, santé osseuse et dépistages.
– Le **kinésithérapeute** assure la continuité du mouvement, la récupération fonctionnelle, la gestion de la douleur et le maintien de l'autonomie.

Les autres acteurs du suivi global
– **Cardiologue** : surveillance du cœur et des vaisseaux, surtout en cas d'hypertension, de cholestérol ou de fatigue persistante.
– **Ophtalmologiste** : contrôle régulier, surtout si traitement par hydroxychloroquine.
– **Dentiste** : prévention des inflammations buccales pouvant influencer l'état

articulaire.
– **Diététicien(ne)** : accompagnement nutritionnel pour équilibrer poids, énergie et inflammation.
– **Psychologue ou sophrologue** : soutien émotionnel, gestion du stress et du moral.
– **Ergothérapeute** : adaptation du quotidien, des gestes et du poste de travail.

Les bilans à planifier régulièrement
– **Bilan sanguin** : inflammation, foie, reins, numération, cholestérol, glycémie.
– **Bilan osseux** : densitométrie pour dépister l'ostéoporose.
– **Suivi cardiovasculaire** : tension, ECG, bilan lipidique.
– **Suivi ophtalmologique** annuel.
– **Vaccinations** : grippe, pneumocoque, COVID, hépatite selon avis médical — car les traitements immunosuppresseurs augmentent le risque infectieux.

Communication et coordination
Chaque professionnel doit connaître les traitements en cours et les résultats récents pour éviter les interactions ou doublons. Tenir un **carnet de suivi** (papier ou numérique) facilite cette communication. Il peut inclure les bilans, les médicaments, les rendez-vous, les effets secondaires, et les observations du patient.

Le rôle actif du patient
Être acteur de son suivi, c'est poser des questions, noter les symptômes, participer aux décisions thérapeutiques. La relation de confiance avec l'équipe médicale transforme le soin en partenariat.

La polyarthrite est une maladie chronique, mais elle peut être **parfaitement contrôlée** quand le suivi est régulier, complet et coordonné. Le corps parle, les bilans confirment, et l'équipe ajuste : c'est une danse d'équilibre entre vigilance et confiance. Et dans cet équilibre, la santé retrouve toute sa fluidité.

Chapitre 20 : Espoir et témoignages

20.1 Histoires de résilience

La résilience, c'est l'art de se relever sans être tout à fait le même, mais un peu plus fort, plus conscient, plus vrai. Dans la polyarthrite rhumatoïde, elle ne naît pas d'un miracle, mais de la **rencontre entre la douleur, la volonté et la patience**. Ce sont ces histoires discrètes, vécues au quotidien, qui inspirent et rappellent que la vie peut rester belle, même cabossée.

L'histoire de Claire
Diagnostiquée à 32 ans, en pleine ascension professionnelle, elle pensait que tout s'effondrait : les projets, la carrière, le corps. Après des mois de découragement, elle découvre que bouger doucement est plus utile que s'arrêter complètement. Les séances

de kinésithérapie deviennent son ancrage. Aujourd'hui, elle travaille toujours, mais à son rythme, en télétravail partiel, et pratique le yoga doux. "La maladie m'a appris la souplesse intérieure que je n'avais pas."

L'histoire de Marc
Ancien sportif, il a d'abord vécu la polyarthrite comme une injustice. La colère a duré longtemps. Puis il a découvert la balnéothérapie et la marche lente. Il s'est réconcilié avec son corps, non plus comme un outil de performance, mais comme un compagnon à respecter. "Je ne cours plus des marathons, mais je marche tous les jours — et maintenant, je vois les paysages que je traversais avant sans les regarder."

L'histoire de Sofia
Mère de deux enfants, elle craignait d'être un fardeau. En expliquant la maladie à ses enfants avec humour et tendresse, elle a transformé le regard de toute la famille. Aujourd'hui, ils participent à ses routines d'étirement et à ses marches du dimanche. "La PR nous a rendus plus proches, plus vrais. Mes enfants ont appris la bienveillance avant même de savoir l'écrire."

L'histoire de Jean
Diagnostiqué à 60 ans, il a d'abord tout minimisé. Puis une chute douloureuse l'a forcé à repenser sa maison, ses priorités et son rythme. Aidé par un ergothérapeute, il a réorganisé son espace de vie. "J'ai compris que m'adapter, ce n'est pas renoncer, c'est me protéger. Aujourd'hui, chaque geste est un choix réfléchi, pas une contrainte."

L'histoire de Leïla
Artiste peintre, elle croyait que ses mains abîmées signaient la fin de sa passion. Son kinésithérapeute lui a appris à les réchauffer, à les ménager, à peindre autrement, avec d'autres outils, d'autres gestes. "Je peins plus lentement, mais avec plus d'âme. Ma douleur est devenue ma couleur."

Ces histoires ne parlent pas de guérison, mais de transformation. Chaque personne y trouve sa propre manière de danser avec la maladie : certains ralentissent, d'autres réinventent, tous continuent d'avancer.

La résilience, c'est ce fil invisible qui relie la douleur à la vie. Elle ne nie rien, mais elle choisit de **faire avec**, sans se laisser définir par la maladie. C'est une victoire silencieuse, répétée chaque matin — celle de se lever, de bouger, de sourire, encore et toujours.

20.2 Vivre mieux malgré la PR

Vivre mieux avec une polyarthrite rhumatoïde, ce n'est pas ignorer la maladie, c'est **apprendre à vivre avec elle sans lui laisser toute la place**. C'est un équilibre à inventer entre soin, mouvement, plaisir et bienveillance. Le corps change, les rythmes se transforment, mais la vie reste pleine de possibles — à condition d'en devenir l'acteur conscient.

1. Accepter sans se résigner
L'acceptation n'est pas une capitulation, c'est une lucidité apaisée. Refuser la maladie, c'est lutter contre soi-même ; l'accepter, c'est ouvrir la porte à l'adaptation. On apprend à reconnaître les bons jours, à composer avec les mauvais, et à ne plus mesurer sa valeur à l'énergie du moment.

2. Faire équipe avec son corps
Plutôt que de le combattre, il faut l'écouter. Le corps parle par la douleur, la fatigue, la raideur — non pas pour punir, mais pour avertir. Lui accorder du repos quand il le demande, du mouvement quand il le permet, c'est lui rendre confiance. Avec le temps, ce dialogue devient une alliance : on se redécouvre partenaire de son propre bien-être.

3. Cultiver la constance, pas la perfection
Il ne s'agit pas de tout bien faire tous les jours, mais de **faire un peu, chaque jour**. Bouger, respirer, se nourrir sainement, sourire, se reposer. La guérison n'est pas un sprint, c'est une marche patiente. Chaque petite victoire compte : une meilleure nuit, un geste retrouvé, un moment de plaisir vécu sans douleur.

4. Prendre soin de l'esprit autant que du corps
Le stress, la peur et la solitude nourrissent l'inflammation autant qu'une mauvaise alimentation. Prendre du temps pour soi, méditer, écouter de la musique, rire, parler, créer : tout cela soutient le traitement. Le bien-être émotionnel est un médicament invisible, mais terriblement efficace.

5. S'entourer des bonnes personnes
Ni les héros, ni les victimes : juste des humains solidaires. L'équipe médicale, les proches, les associations, les amis de confiance — chacun apporte sa pierre. Ensemble, ils créent un environnement où le patient se sent compris, encouragé et valorisé.

6. Choisir la joie malgré tout
La maladie enlève certaines choses, mais elle révèle aussi l'essentiel. Le plaisir de marcher sans douleur, le goût d'un repas équilibré, la douceur d'un matin calme, le rire d'un proche. Ces instants simples, vécus pleinement, sont les véritables victoires sur la polyarthrite.

Vivre mieux malgré la PR, c'est refuser d'attendre des jours parfaits pour être heureux. C'est transformer la lenteur en conscience, la contrainte en apprentissage, la fragilité en force. Le corps reste le même, mais le regard change — et parfois, ce simple changement de regard suffit à redonner toute sa beauté à la vie.

20.3 Les progrès de la recherche

La recherche sur la polyarthrite rhumatoïde a connu une **révolution silencieuse** ces vingt dernières années. Ce qui était autrefois une maladie invalidante est aujourd'hui, dans la majorité des cas, une affection **contrôlable et stabilisable**. Grâce à la science, à la précision des traitements et à une meilleure compréhension du système immunitaire, les patients vivent plus longtemps, mieux, et avec beaucoup plus d'autonomie.

Des traitements toujours plus ciblés

Les anciens anti-inflammatoires et corticoïdes ont ouvert la voie, mais les **traitements de fond (DMARDs)** ont changé la donne. Puis sont arrivées les **biothérapies**, véritables médicaments de précision qui bloquent des molécules spécifiques de l'inflammation, comme le TNF-α, l'IL-6 ou les lymphocytes B. Ces avancées ont permis de réduire considérablement les poussées et les déformations articulaires.

Plus récemment, les **inhibiteurs de JAK (Janus Kinase)**, administrés par voie orale, offrent une alternative aux injections et une réponse rapide pour les patients résistants aux biothérapies. Chaque année, de nouvelles molécules voient le jour, avec moins d'effets secondaires et une efficacité plus durable.

La médecine personnalisée : l'avenir déjà en marche

Les chercheurs travaillent à adapter les traitements en fonction du profil biologique de chaque patient. Des tests génétiques et immunologiques permettront bientôt de prédire quel médicament fonctionnera le mieux pour une personne donnée. Cela signifie moins d'essais, moins d'effets indésirables, et un contrôle plus rapide de la maladie.

La recherche sur la régénération tissulaire

Les scientifiques explorent aussi des voies prometteuses autour de la **régénération du cartilage** et de la modulation du microbiote intestinal. Comprendre le lien entre l'intestin, le système immunitaire et l'inflammation articulaire ouvre des perspectives inédites. Des essais sur les **cellules souches mésenchymateuses** sont en cours : elles pourraient, à terme, aider à réparer les tissus abîmés.

Le rôle du mode de vie et de la prévention

La recherche confirme aujourd'hui que l'alimentation, le stress, le sommeil et l'activité physique jouent un rôle majeur dans l'évolution de la maladie. Les études en **médecine intégrative** associent désormais la pharmacologie classique à la nutrition, la relaxation, la physiothérapie ou la psychologie pour une prise en charge globale.

Des technologies au service du suivi

Les outils numériques transforment aussi la prise en charge : applications de suivi, capteurs de mouvement, télésurveillance des symptômes, intelligence artificielle pour prédire les poussées… Tout cela renforce la communication entre patient et médecin et améliore la réactivité des soins.

L'espoir, moteur de la recherche

Ce qui motive les chercheurs, c'est la conviction qu'un jour, la polyarthrite ne sera plus une maladie chronique mais une condition **totalement maîtrisable, voire réversible**. Chaque découverte, chaque patient stabilisé, chaque douleur apaisée est une victoire collective.

La recherche avance vite, et elle avance bien. Derrière chaque médicament, il y a des chercheurs, des médecins, des patients qui participent aux études, des années de travail et surtout une immense **volonté d'alléger la vie**. Grâce à eux, la polyarthrite n'est plus une condamnation, mais un défi que la science apprend à apprivoiser — pas à pas, avec intelligence et humanité.

20.4 Nouvelles biothérapies

Les **biothérapies** représentent l'une des plus grandes révolutions médicales dans le traitement de la polyarthrite rhumatoïde. Grâce à elles, des milliers de patients ont retrouvé une vie active, une mobilité stable et, dans de nombreux cas, une quasi-rémission. Ces médicaments issus de la biologie moderne n'agissent plus de manière générale, mais **ciblent avec précision les mécanismes de l'inflammation**, un peu comme un GPS thérapeutique qui guide le soin directement là où il faut.

Comment fonctionnent les biothérapies ?
Dans la polyarthrite, le système immunitaire s'emballe et attaque les membranes articulaires. Les biothérapies, fabriquées à partir de protéines humaines ou recombinantes, viennent "désamorcer" cette réponse auto-immune. Elles bloquent les molécules responsables de l'inflammation (cytokines) ou neutralisent les cellules immunitaires trop actives.
Elles n'effacent pas la maladie, mais **elles l'endormissent** durablement.

Les principales familles de biothérapies
– **Anti-TNFα (facteur de nécrose tumorale alpha)** : les pionnières du genre, comme l'infliximab, l'adalimumab, l'étanercept ou le golimumab. Elles bloquent une cytokine clé de l'inflammation.
– **Anti-IL-6 (interleukine 6)** : comme le tocilizumab ou le sarilumab, utiles lorsque les anti-TNF ne suffisent plus.
– **Anti-CD20 (rituximab)** : agit sur les lymphocytes B, responsables de la production d'auto-anticorps.
– **Inhibiteurs de la co-stimulation des lymphocytes T (abatacept)** : empêchent l'activation excessive du système immunitaire.
– **Inhibiteurs de JAK (Janus Kinase)** : dernière génération, administrés par voie orale (tofacitinib, baricitinib, upadacitinib). Ils bloquent la transmission du signal inflammatoire à l'intérieur des cellules.

Les avantages des nouvelles biothérapies
– Action ciblée, donc moins d'effets indésirables généralisés.
– Réduction rapide de la douleur et de la raideur.
– Prévention de la destruction articulaire à long terme.
– Possibilité d'adaptation : si une biothérapie ne fonctionne pas, une autre peut être essayée.
– Administration plus simple : injections sous-cutanées à domicile, parfois espacées de plusieurs semaines.

Surveillance et sécurité
Comme ces traitements agissent sur le système immunitaire, ils nécessitent une vigilance particulière :
– **Bilan sanguin régulier** pour surveiller le foie, les reins et les globules blancs.
– **Vaccinations à jour** avant le début du traitement.
– **Surveillance infectieuse** : signaler toute fièvre, toux, plaie ou infection cutanée.
– **Accompagnement personnalisé** : le rhumatologue ajuste le dosage et le rythme selon la réponse clinique.

Les innovations en cours
La recherche explore de nouvelles cibles biologiques encore plus précises : interleukines 17 et 23, facteurs de croissance tissulaire, voies métaboliques liées au stress oxydatif. Les biothérapies deviennent aussi **plus intelligentes**, avec des formulations à libération lente, des auto-injecteurs connectés et même des anticorps "bispécifiques" capables de bloquer plusieurs cibles à la fois.

Le futur de la polyarthrite est déjà en marche
Les biothérapies ont transformé la maladie de manière spectaculaire : là où autrefois l'évolution menait à la déformation articulaire, on parle aujourd'hui de **rémission prolongée**.
Elles incarnent la médecine de précision : celle qui soigne sans abîmer, qui cible sans agresser, et qui rend au patient sa liberté de mouvement.

Et au-delà des molécules, elles symbolisent un nouvel espoir : celui d'un futur où la polyarthrite ne serait plus une entrave, mais simplement une **condition maîtrisée**, gérée avec intelligence, technologie et humanité.

20.5 Prise en charge pluridisciplinaire

La **prise en charge pluridisciplinaire** est aujourd'hui la pierre angulaire du traitement de la polyarthrite rhumatoïde. Aucun professionnel ne peut, à lui seul, répondre à toutes les dimensions de cette maladie complexe — inflammatoire, fonctionnelle, émotionnelle et sociale. C'est la coordination de plusieurs regards, plusieurs compétences et plusieurs approches qui permet d'obtenir les meilleurs résultats : moins de douleur, plus de mobilité et une vraie qualité de vie retrouvée.

1. Le rôle du rhumatologue
C'est le chef d'orchestre médical. Il établit le diagnostic, prescrit et ajuste les traitements de fond (méthotrexate, biothérapies, anti-inflammatoires), surveille l'évolution et les bilans biologiques. Il travaille en lien constant avec les autres praticiens pour adapter la stratégie thérapeutique selon les besoins du patient.

2. Le médecin traitant
Il assure le suivi global de la santé : tension, poids, vaccination, sommeil, effets

secondaires des traitements. C'est souvent lui qui coordonne les soins et fait le lien entre les différents spécialistes.

3. Le kinésithérapeute
Il est le gardien du mouvement. Son rôle est de préserver la mobilité, renforcer les muscles, améliorer la posture et redonner confiance au patient dans son corps. La kinésithérapie aide à entretenir les articulations sans les fatiguer et à prévenir les déformations.

4. L'ergothérapeute
Il adapte le quotidien : gestes, outils, poste de travail, mobilier, aménagement du logement. Grâce à lui, le patient gagne en autonomie et en confort, tout en économisant ses articulations.

5. Le psychologue ou le sophrologue
La douleur chronique épuise le mental. Le psychologue aide à traverser les périodes de découragement, à gérer le stress et à restaurer l'estime de soi. La sophrologie ou la méditation complètent le traitement en favorisant la détente nerveuse et le lâcher-prise.

6. Le diététicien ou nutritionniste
Il accompagne le patient vers une alimentation anti-inflammatoire et équilibrée. Le but : réduire les poussées, stabiliser le poids, prévenir les effets secondaires des traitements et soutenir l'énergie au quotidien.

7. L'ophtalmologiste et le dentiste
Ils assurent la prévention et la détection des complications liées aux traitements ou à l'inflammation : sécheresse oculaire, troubles visuels, fragilité gingivale ou infections buccales.

8. Le cardiologue et l'endocrinologue
Ils interviennent en prévention : surveillance du cœur, des vaisseaux et du métabolisme, surtout en cas de traitement prolongé par corticoïdes.

9. Les associations et groupes de parole
Ils offrent un soutien moral, des conseils pratiques et une écoute bienveillante. Parler avec d'autres personnes concernées brise l'isolement et renforce la résilience.

10. Le rôle central du patient
Le patient n'est plus spectateur, mais **acteur de son traitement**. C'est lui qui relie toutes les disciplines, observe, note, informe et participe activement à chaque décision. La communication ouverte avec les soignants est le cœur de cette approche collaborative.

La polyarthrite se soigne mieux quand chacun agit à sa place : le médecin contrôle la maladie, le kinésithérapeute maintient la mobilité, le psychologue apaise le mental, le diététicien nourrit l'équilibre, et le patient orchestre le tout avec constance et bienveillance.

La prise en charge pluridisciplinaire n'est pas une complexité supplémentaire, c'est une **symphonie thérapeutique**. Quand chaque professionnel joue sa note juste, le résultat est clair : moins de douleur, plus de mouvement et une vie plus fluide, où la maladie ne dirige plus la partition.

20.6 Témoignages positifs

Les témoignages positifs sont la preuve vivante que l'on peut vivre pleinement malgré la polyarthrite rhumatoïde. Ils rappellent que la maladie n'efface ni la personnalité, ni les rêves, ni la joie de vivre — elle oblige simplement à trouver un autre rythme, une autre façon de se respecter. Ces histoires sont des respirations d'espoir, des leçons de courage tranquille.

Isabelle, 45 ans — "J'ai appris à ralentir, pas à renoncer."
Diagnostiquée après des années de douleurs diffuses, Isabelle a d'abord connu la peur et la colère. Puis, au fil des rendez-vous avec son kinésithérapeute, elle a compris qu'écouter son corps n'était pas une faiblesse, mais une force. Elle pratique aujourd'hui la marche lente, le Qi Gong et la méditation chaque matin. "Avant, je fonçais dans tout. Maintenant, je respire. Je n'ai pas moins de projets, j'ai juste appris à les vivre autrement."

Ahmed, 38 ans — "La kiné a été mon réveil corporel."
Ancien menuisier, il craignait de devoir abandonner son métier. Après un programme de rééducation personnalisé, il a pu reprendre une activité adaptée. Il a aussi aménagé son atelier avec l'aide d'un ergothérapeute. "J'ai compris que la force ne vient pas des muscles, mais de la persévérance. Chaque jour où je peux travailler sans douleur est une victoire."

Marie, 62 ans — "Je n'ai pas guéri, mais je vis mieux que jamais."
Elle a longtemps cru que la maladie allait tout lui prendre. Aujourd'hui, elle fait partie d'une association de patients et anime des ateliers de relaxation. "La polyarthrite m'a appris à me connaître. Je mange mieux, je dors mieux, je m'écoute davantage. Je ne me bats plus contre elle, je vis avec — et je savoure mes bons jours."

Thomas, 28 ans — "La recherche m'a redonné confiance."
Sous biothérapie depuis trois ans, Thomas a retrouvé une vie presque normale. Passionné de sport, il pratique désormais la natation et le vélo d'appartement sans douleur. "Les nouveaux traitements m'ont redonné une liberté que je croyais perdue. Aujourd'hui, je veux témoigner pour que les autres sachent qu'il y a de l'espoir."

Élise, 50 ans — "Je n'ai plus peur du mot 'malade'."
Après une longue période de déni, elle a choisi la transparence : en parler à son entourage, à ses collègues, à ses enfants. Résultat : plus d'entraide, moins de stress. "Je ne cache plus ma fatigue ni mes limites. Les gens sont plus bienveillants que je ne le croyais. En étant vraie, j'ai retrouvé ma place."

Ces témoignages ne parlent pas d'une vie parfaite, mais d'une vie réinventée. Chacun, à sa manière, a transformé la contrainte en apprentissage. Tous montrent que la polyarthrite n'est pas la fin d'un chapitre, mais le début d'une autre façon d'écrire sa vie — avec plus de conscience, de respect et de gratitude.

La résilience n'est pas spectaculaire. Elle se joue dans les détails : un sourire malgré la douleur, un geste réussi, un rire partagé. Et ces petits moments répétés, jour après jour, finissent par former une grande victoire silencieuse : celle de **vivre pleinement, malgré tout**.

20.7 Conseils d'experts

Les spécialistes de la polyarthrite rhumatoïde — rhumatologues, kinésithérapeutes, nutritionnistes, psychologues et chercheurs — partagent tous une conviction commune : vivre avec la maladie ne signifie pas s'y soumettre. La science, la rééducation et la bienveillance sont aujourd'hui capables de transformer le quotidien. Voici les **conseils essentiels d'experts** pour avancer plus sereinement, avec un corps apaisé et un esprit confiant.

1. Rester actif, mais sans excès

"Le repos absolu est l'ennemi du mouvement." — *Dr Lemoine, rhumatologue*
La douleur peut décourager, mais l'inactivité accélère la raideur et la fonte musculaire. Il vaut mieux bouger un peu chaque jour que forcer une fois par semaine. Marcher, nager, s'étirer ou pratiquer le Qi Gong sont des exercices parfaits pour entretenir la souplesse articulaire.

2. Observer avant d'agir

"Un patient qui s'écoute soigne mieux sa maladie." — *Pr Dubois, chercheur en immunologie*
Tenir un carnet de suivi aide à repérer les liens entre émotions, alimentation, fatigue et douleur. Cette auto-observation permet d'ajuster les soins et d'éviter les poussées. L'expert, c'est vous — car personne ne connaît votre corps mieux que vous-même.

3. Gérer la douleur comme une information

"La douleur n'est pas une punition, c'est un message." — *Dr Renaud, kinésithérapeute spécialisé en PR*
Apprendre à distinguer la douleur d'effort utile (muscles qui travaillent) de la douleur inflammatoire (articulation en crise) est crucial. Le kiné adapte les mouvements à cette distinction et enseigne des techniques antalgiques douces, comme la respiration et la chaleur localisée.

4. Manger pour apaiser l'inflammation

"L'alimentation est une médecine silencieuse." — *Dr Moretti, nutritionniste*
Réduire les sucres raffinés et les graisses saturées, privilégier les oméga-3, les fruits, les légumes colorés et les épices comme le curcuma ou le gingembre. Un équilibre alimentaire bien conduit peut diminuer de 20 à 30 % les douleurs articulaires chroniques.

5. Savoir déléguer et s'adapter

"L'autonomie, ce n'est pas tout faire seul, c'est savoir bien s'entourer." — *Marie-Pierre Leblanc, ergothérapeute*
Adapter son environnement (poste de travail, maison, outils de cuisine) permet de préserver ses articulations et son énergie. L'ergothérapeute aide à trouver les bons gestes, les bons appuis et les bons outils.

6. Prendre soin du mental autant que du corps

"Le stress et la douleur dialoguent. Si vous apaisez l'un, l'autre se tait." — *Dr Garnier, psychologue clinicienne*
La sophrologie, la méditation, l'hypnose ou la musicothérapie réduisent la perception de la douleur et améliorent le sommeil. Une émotion reconnue et exprimée fait souvent plus de bien qu'un médicament oublié.

7. Garder le lien et la curiosité

"Le savoir, c'est la première forme de liberté face à la maladie." — *Pr Chen, chercheuse en biothérapies*
Se tenir informé des avancées médicales, rejoindre un groupe de parole ou une association aide à rester acteur de sa santé et à ne pas s'isoler. La polyarthrite évolue, mais la recherche avance encore plus vite.

Ces conseils d'experts ne sont pas des règles rigides, mais des **repères humains**. Ils rappellent que le traitement ne se résume pas aux médicaments : il se construit dans chaque geste, chaque choix et chaque pensée bienveillante envers soi-même. La vraie victoire, ce n'est pas de ne plus avoir mal — c'est de **continuer à vivre pleinement**, avec conscience, courage et douceur.

20.8 Vie affective et bonheur possible

La polyarthrite rhumatoïde bouleverse parfois la vie affective : la douleur, la fatigue, les limitations physiques ou le changement d'image corporelle peuvent fragiliser la confiance en soi. Pourtant, l'amour, la tendresse et l'intimité restent non seulement possibles, mais essentiels à l'équilibre émotionnel et physique. La maladie ne supprime pas le désir d'aimer — elle invite simplement à aimer différemment, avec plus de présence et d'authenticité.

Accepter la vulnérabilité, pas la honte
Vivre avec une maladie chronique, c'est apprendre à se montrer tel qu'on est, avec ses forces et ses faiblesses. Parler ouvertement de ses douleurs, de sa fatigue ou de ses besoins crée une intimité plus profonde. Dire "je suis fatigué ce soir, mais j'ai envie d'être près de toi" vaut mieux que se taire et s'éloigner. La transparence renforce le lien et transforme la vulnérabilité en confiance.

Le corps, encore capable de tendresse
Même douloureux, le corps reste un espace de partage et de plaisir. La tendresse, les gestes doux, les câlins, les massages légers, la respiration ensemble stimulent la sécrétion d'ocytocine — l'hormone du lien et de l'apaisement. Ces moments réduisent la douleur, détendent le système nerveux et réchauffent le moral. L'amour devient alors une forme de thérapie naturelle, qui répare de l'intérieur.

Réinventer l'intimité
Certaines positions, certains gestes peuvent devenir inconfortables ; il ne faut pas les vivre comme une perte, mais comme une invitation à la créativité. Les couples apprennent à adapter leurs gestes, à prendre plus de temps, à privilégier la lenteur et l'écoute mutuelle. La complicité émotionnelle devient souvent plus forte, plus vraie, car elle dépasse le seul physique.

L'amour de soi comme point de départ
On ne peut pas recevoir pleinement l'amour des autres si on se rejette soi-même. Apprendre à se regarder avec bienveillance — même un corps changé, plus lent ou plus marqué —, c'est déjà un acte d'amour. Prendre soin de soi, se masser, s'habiller pour se plaire, cultiver l'humour et la gratitude, tout cela entretient une énergie affective positive.

Le bonheur reste possible — et souvent plus profond
Beaucoup de personnes atteintes de PR témoignent d'une transformation intérieure : la maladie les a obligées à ralentir, à vivre l'instant présent, à savourer les petits bonheurs. Ce bonheur n'est pas bruyant ni spectaculaire, il est intime, sincère, ancré dans le quotidien.
Un regard, un fou rire, un repas partagé sans douleur, une promenade main dans la main : ces moments simples prennent une valeur immense.

La vie affective ne s'éteint pas avec la maladie, elle se **reconstruit autrement**, plus tendre, plus consciente. Le bonheur, lui, ne disparaît pas : il se décale, il s'adapte, il s'approfondit. Parce qu'aimer — soi, l'autre, la vie — reste, même avec la polyarthrite, le meilleur anti-inflammatoire qui soit.

20.9 Gratitude et motivation

La gratitude et la motivation sont comme deux piliers intérieurs qui soutiennent la vie avec la polyarthrite rhumatoïde. La gratitude nourrit le cœur, la motivation fait avancer le corps. Ensemble, elles transforment le quotidien : la maladie n'est plus seulement une contrainte, mais un terrain d'apprentissage et de résilience.

La gratitude : un antidouleur émotionnel

Être reconnaissant ne veut pas dire nier la difficulté, mais reconnaître ce qui reste possible. Même dans les jours de douleur, il y a toujours quelque chose à remercier : un matin sans gonflement, une parole gentille, un rayon de soleil, un repas apprécié, une séance de kiné qui soulage.
La gratitude détourne l'attention de ce qui manque pour la tourner vers ce qui demeure. Elle abaisse le stress, régule la tension et adoucit la perception de la douleur. Tenir un "journal de gratitude", noter chaque soir trois choses positives de la journée, c'est un petit exercice simple qui change profondément la perspective.

La motivation : une énergie à entretenir

La motivation n'est pas un élan constant, c'est une flamme à rallumer chaque jour. Parfois vive, parfois discrète, elle se nourrit de petits gestes, pas de grandes résolutions. Se lever, s'étirer, sortir, respirer — ces actions simples maintiennent le corps en mouvement et rappellent qu'on avance, même lentement.
Se fixer des **objectifs réalistes** — marcher dix minutes, cuisiner un repas équilibré, pratiquer la respiration consciente — renforce le sentiment d'accomplissement et redonne confiance.

La gratitude et la motivation vont de pair

La gratitude aide à voir les progrès ; la motivation pousse à continuer. L'une apaise, l'autre stimule. Ensemble, elles brisent la spirale du découragement et rétablissent le lien entre le corps et l'esprit.
Elles invitent à se dire : "Ce n'est pas parfait, mais c'est déjà bien." Cette phrase, répétée avec sincérité, a un pouvoir immense sur la douleur et la fatigue.

Conseils simples pour les cultiver

- Commencer chaque matin par une pensée positive ou une phrase encourageante.
- S'accorder le droit d'être lent, mais constant.
- Noter chaque progrès, même minime, dans un carnet.
- Célébrer les bons jours sans culpabilité, et les mauvais sans jugement.
- S'entourer de personnes qui valorisent plutôt qu'elles ne plaignent.

La gratitude transforme la manière de ressentir, la motivation transforme la manière d'agir. Ensemble, elles créent un cercle vertueux : plus on apprécie, plus on agit ; plus on agit, plus on apprécie.
Dans la polyarthrite, ce duo devient une véritable thérapie du cœur — une façon d'avancer avec douceur, lucidité et courage, jour après jour, vers une vie plus sereine et pleine de sens.

20.10 Message final de l'auteure

Cette maladie m'a d'abord volé du temps, de l'énergie, parfois même des rêves. Mais avec les années, j'ai compris qu'elle n'avait pas le pouvoir d'éteindre ce que j'avais de plus précieux : **l'envie de vivre, d'apprendre et de transmettre**. C'est de cette envie qu'est née cette œuvre — non pas pour parler de douleur, mais pour parler de **mouvement**, au sens le plus large : celui du corps, du cœur et de l'esprit.

La polyarthrite rhumatoïde m'a appris la lenteur, la patience, la gratitude. Elle m'a forcée à écouter ce corps que je malmenais, à comprendre qu'il ne me trahissait pas — il me parlait. Et lorsque j'ai cessé de lutter contre lui, il m'a laissé retrouver une forme de paix.

À travers ce livre, j'ai voulu partager ce message simple : **on peut vivre pleinement, même avec la maladie.** On peut bouger, rire, créer, aimer, travailler, et rêver — autrement, mais encore plus sincèrement. Les limites existent, certes, mais la vie continue d'offrir mille façons de les contourner.

Je souhaite que chaque lecteur, malade ou accompagnant, trouve ici un souffle d'espoir et quelques clés concrètes pour transformer le combat en chemin, la douleur en connaissance, la fragilité en force intérieure.

Si la polyarthrite m'a appris une chose, c'est celle-ci : **le bonheur n'est pas dans la perfection du corps, mais dans la bienveillance qu'on lui accorde**. Chaque jour où l'on choisit de se lever, de bouger, d'aimer ou simplement de respirer est déjà une victoire silencieuse.

Alors avançons, ensemble, un pas après l'autre, avec douceur, courage et confiance. Parce qu'au fond, la vie, même cabossée, reste un merveilleux mouvement.

Bibliographie

Cette bibliographie réunit les ouvrages, articles scientifiques et sources de référence qui ont inspiré et soutenu la rédaction de ce travail. Elle traverse l'ensemble du livre comme un fil de rigueur scientifique et d'ouverture humaine, reliant la médecine, la kinésithérapie, la psychologie, la nutrition et la recherche moderne.

Ouvrages médicaux et scientifiques

1. Smolen J.S., Aletaha D., McInnes I.B. — *Rheumatoid Arthritis*, The Lancet, 2016.
2. Firestein G.S., Budd R.C., Gabriel S.E., McInnes I.B., O'Dell J.R. — *Kelley and Firestein's Textbook of Rheumatology*, Elsevier, 2020.
3. Dougados M., et coll. — *Polyarthrite rhumatoïde : diagnostic et prise en charge*, Revue du Rhumatisme, 2022.
4. Gossec L., Saraux A., Meyer O. — *La polyarthrite rhumatoïde aujourd'hui : des traitements aux soins globaux*, Éditions Masson, Paris, 2019.
5. Emery P., Smolen J.S. — *Treating Rheumatoid Arthritis to Target: 10 years of progress*, Annals of the Rheumatic Diseases, 2020.

Kinésithérapie et rééducation fonctionnelle

6. Poiraudeau S., Revel M. — *Rééducation et réadaptation dans les affections rhumatologiques*, Elsevier Masson, 2018.
7. American College of Rheumatology — *Guidelines for Physical Therapy in Rheumatoid Arthritis*, 2021.
8. Haute Autorité de Santé (HAS) — *Prise en charge pluridisciplinaire des maladies inflammatoires chroniques articulaires*, 2020.
9. Lefèvre-Colau M.M., Revel M. — *Mouvement et douleur chronique : rééducation active et conscience corporelle*, Kiné Scientifique, 2019.

Psychologie, résilience et accompagnement

10. Cyrulnik B. — *La résilience : surmonter les traumatismes*, Odile Jacob, 2017.
11. Sifneos P.E. — *Psychosomatic Aspects of Rheumatic Diseases*, Springer, 2019.
12. Vachon M., Lebel P. — *La douleur et le sens : approche psychocorporelle des maladies chroniques*, De Boeck, 2018.
13. Mindfulness-Based Stress Reduction (MBSR) — *Clinical Evidence Review*, Harvard Health, 2021.

Nutrition et approche anti-inflammatoire

14. Servan-Schreiber D. — *Anticancer : prévenir et lutter grâce à nos défenses naturelles*, Robert Laffont, 2011.
15. Cordain L., et al. — *The Paleolithic Diet and Autoimmune Disorders*, American Journal of Clinical Nutrition, 2015.
16. Martínez-González M.A. — *The Mediterranean Diet and Chronic Disease Prevention*, BMJ, 2020.
17. Calder P.C. — *Omega-3 Fatty Acids and Inflammation: From Bench to Bedside*, Clinical Science, 2022.

Médecines complémentaires et intégratives

18. OMS — *Stratégie mondiale pour la médecine traditionnelle 2014-2023*, Organisation mondiale de la Santé.

19. Collège International d'Ostéopathie — *Ostéopathie et affections rhumatismales : étude de la pratique douce*, 2020.
20. Xu J., et al. — *Efficacy of Acupuncture in Rheumatoid Arthritis: Meta-analysis of Randomized Controlled Trials*, Pain Medicine, 2021.
21. Institut Français du Qi Gong et de la Méditation — *Le mouvement comme soin : respiration, conscience et équilibre*, 2019.

Sources associatives et patientes
22. Association ANDAR — *Polyarthrite rhumatoïde : mieux vivre avec la maladie*, Guide du patient, 2023.
23. France Assos Santé — *Vivre avec une maladie chronique : droits, accompagnement et autonomie*, 2022.
24. Arthritis Foundation (USA) — *Patient Education and Lifestyle Management in Rheumatoid Arthritis*, 2023.

Références générales
25. OMS — *Rapport mondial sur les maladies chroniques non transmissibles*, 2021.
26. HAS — *Recommandations de bonnes pratiques cliniques en rhumatologie*, 2020.
27. Inserm — *Les maladies auto-immunes en France : état des lieux et perspectives*, 2022.
28. Vidal France — *Base de données thérapeutiques et effets secondaires médicamenteux*, mise à jour 2024.

Cette bibliographie n'est pas seulement une liste de sources : elle incarne le dialogue entre la science, l'expérience clinique et la dimension humaine du soin.
Elle témoigne d'une conviction profonde : **mieux comprendre, c'est déjà mieux vivre**.

www.ingramcontent.com/pod-product-compliance
Lightning Source LLC
LaVergne TN
LVHW070308061126
851857LV00022B/2121